RECLAIMING YOUR BODY:

NOTES FROM THE DOCTOR

Occupational Weight Management

刘海斌　傅鹤宇　王　峥　著

体重革命——医生手记

医学科普丛书

职场人群体重管理

大连理工大学出版社
辽宁科学技术出版社

图书在版编目(CIP)数据

职场人群体重管理 / 刘海斌，傅鹤宇，王峥著. 大连 ：大连理工大学出版社；沈阳 ：辽宁科学技术出版社，2025. 8. -- （体重革命 ：医生手记 / 曲鹏主编）. -- ISBN 978-7-5685-5949-2

Ⅰ. R151.3；G883

中国国家版本馆 CIP 数据核字第 202557BS92号

职场人群体重管理
ZHICHANG RENQUN TIZHONG GUANLI

出 版 人: 苏克治
策划编辑: 苏克治　顾　丰
责任编辑: 邵　婉　李舒宁
责任校对: 李宏艳
封面设计: 周　洁

出版发行: 大连理工大学出版社
（地址: 大连市软件园路80号，邮编: 116023）
电　　话: 0411-84707410　0411-84708842（营销中心）
0411-84706041（邮购及零售）
邮　　箱: dutp@dutp.cn
网　　址: https: //www.dutp.cn

印　　刷: 大连图腾彩色印刷有限公司
幅面尺寸: 145mm × 208mm
印　　张: 12.25
字　　数: 248千字
版　　次: 2025 年 8 月第 1 版
印　　次: 2025 年 8 月第 1 次印刷
书　　号: ISBN　978-7-5685-5949-2
定　　价: 68.00 元

《体重革命——医生手记》编委会

前 言

亲爱的职场人士：

在这个快节奏、高压力的时代，健康与美丽似乎成了现代职场人难以企及的奢望。我们每天在与时间赛跑，穿梭于会议与项目之间，却往往在不经意间忽略了身体最真实的需求。当体重悄然攀升，体检报告上的红色警示指标不断增多，我们是否曾静下心来，认真思考过：职场人的健康与美丽，究竟该如何守护？

《职场人群体重管理》一书，正是为解答这一迫切问题而生。它不仅是一本关于减脂的指南，更是一部专为职场人量身打造的全面健康生活宝典。在这里，我们将一起探索身体的奥秘，揭开职场人减脂的独特真相，学会如何在职场高压环境下与身体和谐共处，最终实现由内而外的美丽蜕变。

重新认识减脂：职场人的代谢重启

长久以来，减脂被简单地等同于“少吃多动”，但对于职场人而言，这种传统观念往往难以奏效。我们面临着久坐不动、作息不规律、饮食不均衡等多重挑战，这些都让减脂之路变得异常艰难。《职场人群体重管理》开篇即提出“代谢初识计”，引导职场人重新认识“代谢”这一概念。代谢，作为身体的能量管理系统，在职场环境中显得尤为重要。它不仅仅关乎你吃了多少，更在于你如何吃、何时吃，以及你的身体如何在职场压力下高效利用这些能量。通过“代谢初识计”，你将学会如何在职场中唤醒体内沉睡的燃脂引擎，让身体自然地进入高效燃脂状态。

破解减脂迷思：职场人的科学减脂之路

在减脂的过程中，职场人常常被各种误区所困扰。从“节食减肥”到“局部瘦身”，从“快速减重”到“依赖减肥药”，这些看似诱人的捷径，实则暗藏危机，尤其对于忙碌的职场人来说，更是弊大于利。本书通过“误区拆解计”，逐一剖析这些常见的减脂迷思，用科学依据揭示其背后的真相。例如，许多人认为“少吃就能瘦”，却不知长期低热量摄入会导致基础代谢率下降，身体进入“节能模式”，反而更难减脂。对于职场人来说，这种影响尤为显著，因为我们往往无法保证规律的饮食和充足的休息。本书将告诉你，职场人的减脂，需要更加科学、个性化的方法。

饮食与运动的完美结合：职场人的高效减脂方案

减脂不仅仅是饮食的控制，更是生活方式的全面调整。对于职场人来说，如何在繁忙的工作中找到饮食与运动的平衡点，是实现健康减脂的关键。《职场人群体重管理》通过“食物分级计”“控糖减脂计”“高蛋白计”等，详细阐述了如何通过科学饮食来优化代谢、促进燃脂。同时，“燃脂训练计”“力量雕塑计”等则提供了高效、实用的运动方案，帮助你在忙碌的职场生活中也能轻松动起来。例如，“轻断食计”与“饮食节律计”，就分别从饮食的时间和节奏入手，教你如何在职场环境中通过合理的饮食安排来提升代谢效率。

关注内在健康：职场人的身心全面蜕变

减脂的最终目的，不仅仅是拥有一个好身材，更是为了拥有一个健康、充满活力的身体。本书在关注外在形态改变的同时，也深入探讨了职场人内在健康的重要性。通过“睡眠修复计”“压力调节计”等，我们学会了如何通过改善睡眠质量、调节心理状态来促进减脂效果，实现身心的全面蜕变。例如，“月经周期计”专门针对女性职场读者，详细讲解了月经周期对减脂的影响，以及如何根据周期变化来调整饮食和运动计划。这种个性化的减脂方案，不仅提高了减脂效率，更体现了对职场人的人文关怀。

结语：开启职场人的健康减脂之旅

《职场人群体重管理》不仅是一本减脂书籍，更是一部关于职场健康生活的哲学思考书。它教会我们如何以科学的态度对待减脂，如何在职场高压下保持平和的心态。在这里，减脂不再是一种煎熬，而是一种享受；健康不再是一种奢望，而是一种可以融入职场生活的方式。

我们诚挚地邀请每一位职场读者，跟随本书的指引，开启你的健康减脂之旅。无论你的减脂基础如何，都能在这本书中找到适合自己的方法和灵感。让我们一起，用科学的方法，打造健康、美丽的职场人生，迎接更加精彩的职业生涯！

目录

第一篇　认知篇 / 001

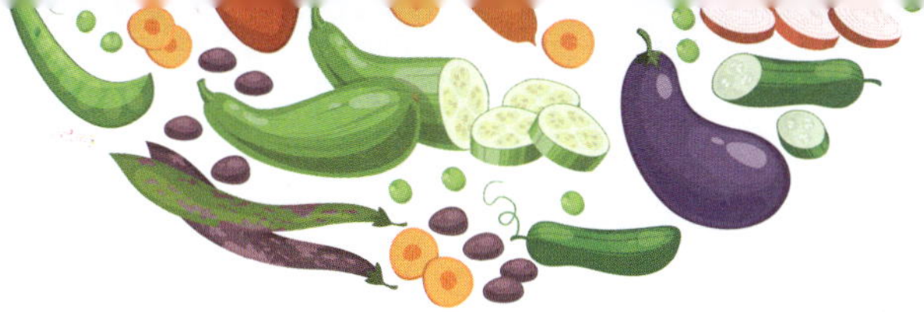

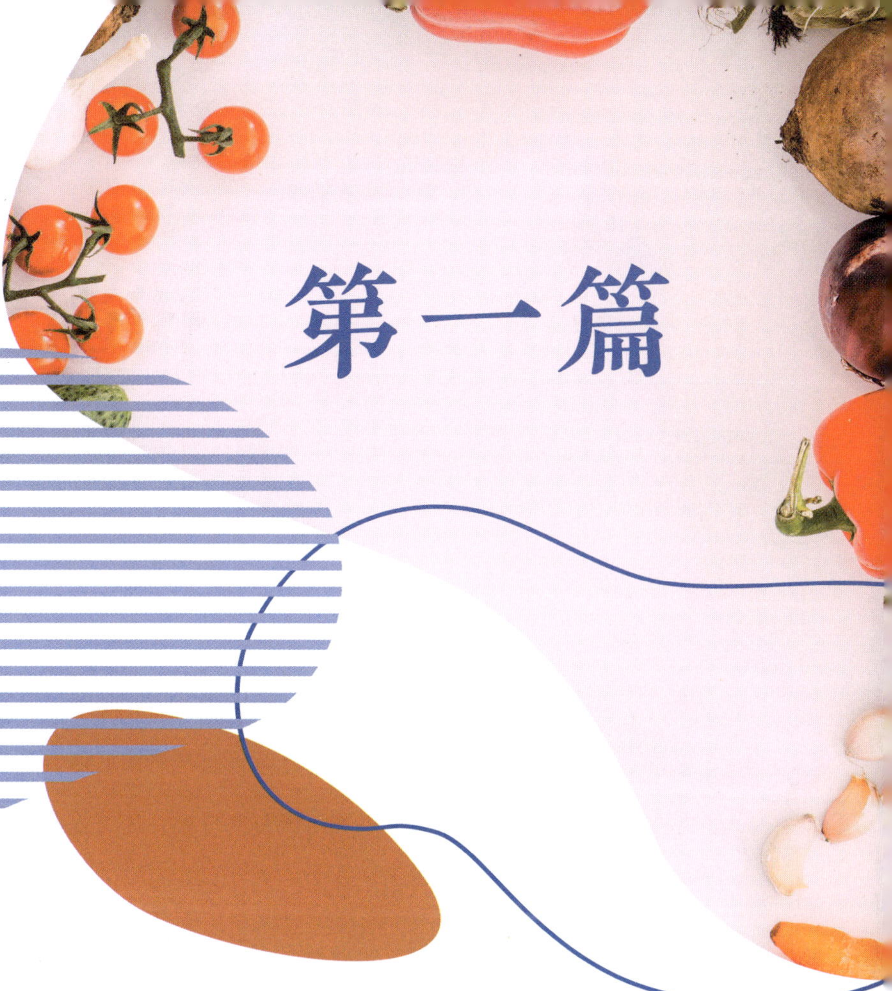

第一篇

认知篇

——认识身体与减脂机制

第一计

代谢初识计

——唤醒体内燃脂引擎

01 引子：代谢到底是什么？

许多人一直以为，只要控制热量摄入，坚持少吃，体重自然会慢慢下降。于是，他们选择每天早餐只喝一杯美式咖啡，午餐简单地吃一份沙拉，晚餐则尽量不碰主食。然而，几个月过去，体重非但没有下降，反而出现了低血糖、精神不济、脸色蜡黄、基础体温偏低等一系列身体警讯。

体检结果往往能揭示真相：肌肉量下降，基础代谢率偏低，维生素 D 轻度缺乏，体脂率偏高。虽然吃得少，但这恰恰是“低代谢型肥胖”的典型特征。看似热量摄入受控，实则代谢系统受损，身体进入“节能”状态，变得更容易储存脂肪、更难消耗能量。

还有一些人，白天饮食看起来并不过量，但长时间久坐、作息紊乱，甚至习惯在深夜摄入额外热量，导致脂肪堆积尤其明显。即便尝试了跑步、代餐等方式，也往往收效甚微。借助可穿戴设备的数据分析不难发现，他们的静息代谢水平往往低于同龄人平均水平。

这类人群的困扰，不在于吃得多，而在于“代谢得太慢”。

事实上，那些“吃不多却容易胖、运动也瘦不快”的状态，并不是减肥意志不坚定，而是身体的代谢系统出现了问题。

我们习惯将“摄入”视为体重控制的核心变量，却常常忽略了另一个更关键的因素——代谢能力。

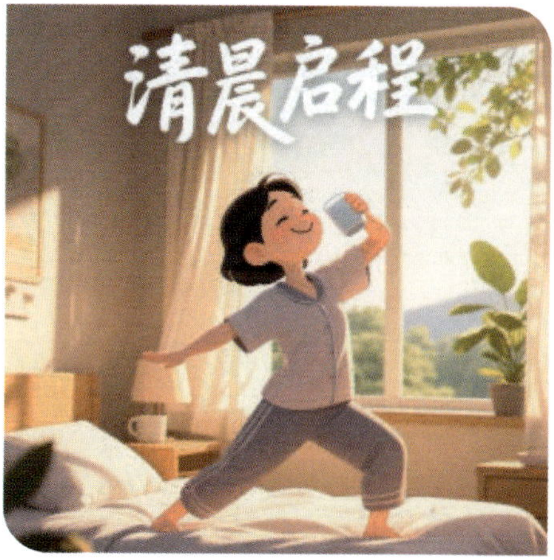

换句话说，问题不在你吃了多少，而在于你的身体是否“舍得用”，是否愿意高效地燃烧、转换与释放这些能量。

02 科学辨识：重新认识“代谢”，为身体开启能量账户

“代谢”这个词，听起来好像有点抽象难懂。有人说自己“天生代谢慢”，有人吃不多却总长肉，也有人靠“提高代谢”来燃烧脂肪。那么，代谢到底是什么？

其实，代谢本质上就是身体的一套“能量管理系统”。它负责你每天摄入食物后如何被吸收、转化为能量并用于身体的各项功能，或者——如果没有被用掉，就被储存为脂肪。

就像一家企业有自己的“资金流动”系统，代谢就是身体的“能量流水账”。

你的身体，每天都在燃烧能量

你或许看似静止不动，但身体的运作从未停歇。心脏在跳、肺在呼吸、肝脏在解毒、大脑在思索……这一切都离不开能量的支撑。我们每天的总能量消耗见表1。

表1 每天的总能量消耗

能量来源	占比/%	举例说明
基础代谢率（BMR）	60～75	维持心跳、体温、内脏运作等
非运动性活动产热（NEAT）	15～30	锻炼、走路、爬楼、打字等
食物热效应（TEF）	约10	消化食物过程中产生的能量消耗

基础代谢率是代谢中的“基本盘”。也就是说，不管你吃不吃饭、动不动，光是“活着”本身，每天就要消耗掉 1 000 ～ 1500 kcal 的能量。

基础代谢消耗的高低，受到多种因素影响，比如：年龄、性别、体重、身高、肌肉量、激素水平等。

为什么你吃得不多，却还是胖？

这是许多职场人的真实困惑，尤其是工作压力大、作息混乱的人群，常常发现自己三餐规律、量也不大，但体重却悄悄上涨。

这时，就要警惕一个问题：你的代谢“熄火”了吗？

日常生活中，有不少行为，会让原本稳定的代谢慢慢“变懒”，进入所谓的“节能模式”。

节食减肥，反而代谢下降：当摄入热量长期过低时，身体会以为“环境恶劣”，于是自动降低代谢，保护脂肪储备。

久坐 + 缺乏非运动性活动产热（NEAT）：即便不运动，每天走路、起身、伸懒腰这些零碎动作也会消耗能量。一旦久坐超过 6 h，NEAT 显著下降。

睡眠不足，扰乱激素：睡不好，会影响“瘦素”（控制饱腹感）和“胃饥饿素”的分泌，让你更容易吃得多。

缺乏蛋白质摄入，导致肌肉流失：肌肉是“燃脂引擎”，肌肉少了，基础代谢率就低了。

慢性压力，皮质醇长期升高：长期精神紧绷会激活皮质醇分泌，让身体偏向储存脂肪，特别是腹部脂肪。

这些行为看起来不严重，但积累起来就能显著压制你的日常能耗，让你变成“喝水都胖”的低代谢体质。

如何判断自己的基础代谢率是否偏低?

很多人误以为，代谢速度慢就必然代表身体存在健康问题。事实上，判断是否属于“低代谢”，不能单纯通过与他人比较（比如看到别人瘦自己胖）来判定，而应关注自身的能量消耗是否处于合理范围。

目前，营养学界常用米夫林－圣乔尔公式（Mifflin-St Jeor equation）来估算基础代谢率（BMR），但对于普通人，我们更推荐直接用体重、性别、年龄进行估算，比如：

女性、30 岁、160 cm、55 kg → BMR ≈ 1 200 kcal。

男性、35 岁、175 cm、70 kg → BMR ≈ 1 500 kcal。

这个数字的意义在于：

即使你什么都不做，身体也需要这部分能量维持基本生命活动。

一旦你的日常摄入长期低于这个数值，或者长期缺乏活动、肌肉量低，你的身体就可能自动降低代谢以“省电”。

长期如此代谢变慢，身体就会更倾向于把摄入的能量储存下来，体重自然也就不易下降。

提升代谢的第一步：先恢复它的“正常水平”

很多人一提到“提高代谢”，脑中想到的是剧烈运动、高强度间歇训练、暴汗燃脂。其实，这种想法容易走入误区。

一个本身处于代谢抑制状态的人，需要做的第一步不是“加速”，而是“恢复”。

以下案例和实操指南会让你深入理解代谢是如何提升的。

03 生活案例：代谢节律的崩溃与修复

案例一

小林，32 岁，品牌营销总监。长期采用低热量饮食控制体重，早餐为黑咖啡加水果，午餐为即食沙拉，晚餐不进食。每天坐办公室超过 10 h，缺乏规律运动，睡眠时间不足 6 h。

体成分检测显示，其肌肉量、基础代谢率均处于偏低水平、体脂率则偏高。工作半年后，尽管体重基本保持稳定，但已出现精力不济、体温偏低、身体易水肿等典型“低代谢”症状。

在调整计划后，他开始实行定量三餐结构，适度补充蛋白质（如鸡蛋、豆腐、鸡胸肉等），每天早上进行 5 ～ 10 min 快走或拉伸，保持每小时起身活动一次。3 周后复测显示，体脂率下降 1.6%，基础代谢率恢复至正常范围。

案例二

小曲，35 岁，科技企业产品负责人，作息长期不规律，平均睡眠时长为 5 h。因加班频繁，常以夜宵补充能量。白天久坐少动，步数长期低于 2 000 步。

尽管控制总热量摄入，身体依旧呈现腹部脂肪堆积、精神不振、代谢指标偏低等状态。

在健康干预过程中，他逐步建立规律饮食节奏，中断夜宵行为，恢复早餐摄入；在工作日中保持非运动性活动产热激活行为（1 ～ 2 h 走动一次、站立办公），并在家中增加低强度力量训练（如靠墙静蹲、徒手深蹲）。

干预 4 周后，其体脂率下降 1.8%、基础代谢率上升 6%、入睡时间提前 40 min。

案例三

小张，28 岁，初入职场的行政助理，尽管工作节奏平稳，生活作息也相对规律，但在饮食方面仍存在一些问题：早餐时间不固定，午餐往往过于油腻，晚餐则吃得较晚，且夜间常伴有边追剧边进食的习惯。

她自觉饮食正常，体重也无明显变化，但体检报告显示基础代谢率偏低，体脂率逐年上升，骨骼肌比例降低。小张日常无锻炼习惯，平均每日步行不足 3 000 步。

在饮食调整上，她开始实行“轻晚餐”原则，将主食前置于中午，并逐步将晚餐时间提前至 19:00 前完成。

同时将每日通勤改为快走模式，在办公室使用倒计时工具提醒每小时起身走动 1～2 min。2 个月后，代谢指标改善，体质指数（BMI）不变的前提下，体脂率下降 2.3%、肌肉率回升 1.5%。

以上三则案例展现了不同生活方式下的“代谢疲软”问题——节食、睡眠紊乱、久坐不动、饮食节奏混乱等因素都可能导致代谢率下降。

而行为调整并不依赖极端干预，而是从恢复三餐规律、补充蛋白质、增加低强度活动与非运动性活动产热着手，帮助身体逐步“重启代谢”。进入实用主义阶段：真正教你“怎么选、怎么搭”，让分级饮食在职场中落地执行。

04 现实指南：不是燃烧更多，而是恢复身体该有的“代谢节奏”

当我们谈“提高代谢”时，很多人首先想到的是：运动要更激烈，吃得要更清淡，汗要流得更多。但事实上，对于大多数被“低代谢状态”困扰的人来说，真正需要做的不是“燃烧得更多”，而是让身体“恢复到正常的燃烧状态”。

以下是一套面向普通职场人的代谢恢复方法，不需要极端节食、不需要连续的健身房打卡，也不依赖昂贵补剂，重在回归正常代谢节奏本身。

从“节食”回到“吃对”：蛋白质是重启代谢的起点

在多数减脂失败案例中，最常见的误区之一就是长期低热量 + 低蛋白饮食。这会导致肌肉流失，使基础代谢率逐渐下降，哪怕你吃得很少，也难以瘦下去，而蛋白质是代谢修复的关键营养素。

摄入建议：每千克体重建议摄入 1.2 ～ 1.5 g 蛋白质 / 天。

例：60 kg 体重 ×1.2 g= 每天至少摄入 72 g 蛋白质。

推荐食物来源：鸡蛋、牛奶、豆腐、鱼类、鸡胸肉、酸奶、黄豆制品。

本书高蛋白计（第九计）将提供给你更全面的知识。

让身体“动起来”而不是“练到累”

很多人被“高强度训练才能提高代谢”的观念困扰。但对于代谢尚未恢复的人来说，日常非运动性活动产热（NEAT）才是启动能量消耗的关键。

激活 NEAT 的方法：

每小时起身活动 2 ～ 3 min（原地走动 / 伸展）。

上楼不搭电梯，通勤多走 500 步，打印文件多走一步。

周末主动做家务，清扫、整理、晾晒。

记住：与其在健身房用力 1 h，不如在生活中分散积累 5 000 ~ 8 000 步的自然活动。如果你想掌握更多适用于办公室的碎片化运动技巧，请将目光转向职场健身计（第十六计）。

睡眠才是代谢的“校准器”，而不是可牺牲变量

长期熬夜、睡眠剥夺，会导致瘦素水平下降，胃饥饿素上升，直接影响能量平衡控制与食欲调节。

睡眠建议：

每晚睡眠时间不少于 7 h，固定入睡时间>晚睡早起。

睡前避免强光照而使用蓝光屏幕，可使用护眼灯或暖光灯代替。

睡前 1 h 可进行泡脚 / 热毛巾敷眼 / 低强度拉伸，促进副交感神经活跃。

若你总在夜间感到“精神反弹”，可能是白天缺乏足够“激活”。

本书睡眠修复计（第十九计）会给你更具体的建议。

规律进食比“吃什么”更重要：别让身体进入“节能模式”！

长时间空腹、跳过早餐、晚餐过量，都会让身体误判当前处于“不稳定能量供应”状态，从而降低基础代谢率以“省电”。

代谢友好的饮食节奏见表 2。

表 2　代谢友好的饮食节奏

时间段	建议操作
07:00—09:00	早餐摄入蛋白质和复合碳水化合物
12:00—13:00	午餐正常摄入，避免只吃碳水化合物
18:00—19:30	晚餐定量定时，避免推迟或暴食
餐间	每隔 3 ~ 4 h 适度补水，保持血糖稳定

附加建议：如果实在来不及吃饭，可准备健康零食如无糖酸奶 + 坚果，避免长时间空腹导致“反弹性饥饿”。

本书饮食节律计（第十一计）会给你一份更详细的推荐进食时间表。

05 理念转变：唤醒代谢，是一场回归身体原设定的修复

我们习惯将减脂的起点设定为“吃少一点”，却常常忽略身体的运作节奏已经发生了偏移。当代谢从正常运作变成能量保存、从燃烧脂肪变成储存脂肪时，仅靠意志力控制摄入，很难改变结果。

代谢不是一项孤立的能力，而是你每天生活方式的总体反映。

睡得是否足够、吃得是否均衡、活动是否自然流动，这些琐碎的日常行为，组成了你的代谢“生态”。

我们要恢复的，不是一个更快的新陈代谢，而是那个本来就该稳定运作的“身体能量引擎”。

不熬夜，是在给激素节律调准频率。

不节食，是在给肌肉留存代谢底盘。

不久坐，是在让身体维持动态平衡。

不跳餐，是在避免内脏代谢陷入混乱。

这些行为，不是为了变瘦，而是为了重新与身体达成和解，让代谢回到它原本的设计状态：昼动夜休，能量有进有出，肌肉维持消耗主力，内分泌系统有节律运行。

真正持久有效的减脂，从不是“怎么吃少一点”，而是“如何让身体重新愿意燃烧起来”。

所以，与其寄希望于哪一餐该吃什么，不如先从今天起，恢复一次早餐，站起一次身体，早睡半小时，加一点蛋白质。

你要激活的不是某个特定指标，而是一个可持续、自我调节、渐进复原的代谢系统。

打卡手账

第二计

识别真胖计

——脂肪还是水肿？

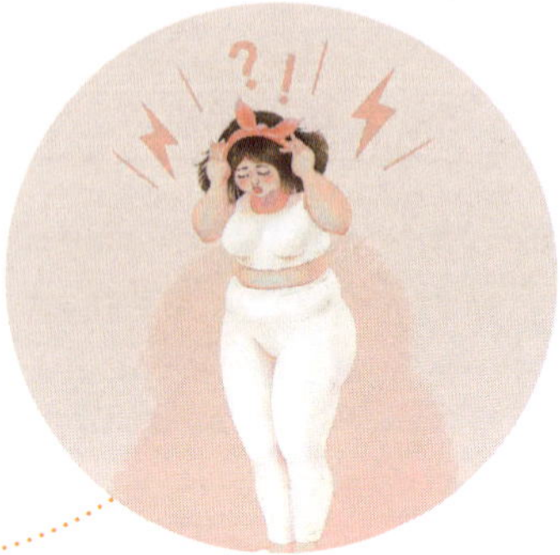

01 引子：看清肥胖本质，科学管理身体

很多人都有这样的经历：明明前一天饮食清淡，第二天起床体重却突然涨了1 kg；或者连续运动数日，体重却几乎没有变化，甚至略有增加。这种看似反常的变化，常常让人误以为“变胖了”，进而陷入焦虑、节食、运动过度的循环中。

但体重真的能直接反映“胖”吗？

在医学和营养学中，体重只是身体组成的一个表面指标，它包括脂肪、肌肉、水分、骨骼等多个组成部分。一个人“看上去胖”可能是脂肪堆积，也可能是水肿、肌肉流失后的松弛，甚至只是短期盐分摄入过多导致的体液暂时滞留。

体脂率偏高与水钠潴留，看似都可能引发体重上升或身体浮肿，但二者的成因、干预手段与健康风险存在本质差异。如果不能准确识别“胖”的本质，就容易把调控手段用错方向。

本计将帮助你建立正确的体型评估视角，学会分辨脂肪型肥胖与功能型浮肿、水肿型体重波动，以及体重正常但体脂偏高的“隐性肥胖”状态。唯有先看清本质，才能科学管理身体。

02 科学辨识：“胖”的背后，身体到底储存了什么？

我们常常把“体重增加”等同于“变胖”，但实际上，体重只是身体组成的总和，包括脂肪、肌肉、水分、骨骼、器官等。真正能反映“胖瘦”状态的，不是体重的绝对数值，而是体脂比例、脂肪分布位置与体液潴留情况。

体重≠脂肪：身体的构成远比你想象复杂

脂肪型肥胖与水肿型体态指标对比表见表 3。

表 3　脂肪型肥胖与水肿型体态指标对比表

指标	脂肪型肥胖	水肿型体态
体脂率	明显升高	正常或偏低
肌肉量	多数偏低	有时正常
浮肿感	无明显浮肿	晚间或清晨肢体水肿明显
手压皮肤反弹	快速回弹	弹性差，出现指压痕
分布区域	腰腹、臀部集中	小腿、脚踝、眼睑等

续表

指标	脂肪型肥胖	水肿型体态
原因机制	能量摄入 > 消耗，脂肪堆积	血液回流不畅，钠摄入过多，激素紊乱

脂肪型肥胖是一种慢性能量过剩的累积过程，往往伴随体脂率上升、内脏脂肪堆积等。而水肿型体态通常呈现为体液潴留、间质水分过多，多见于长时间站立、久坐、饮食高盐、睡眠质量差等情况。

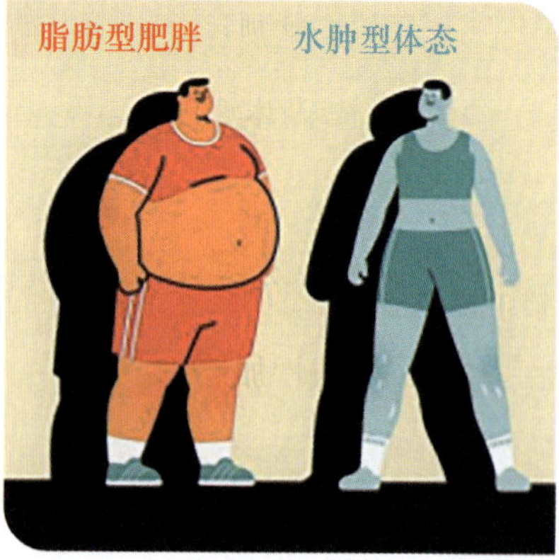

这些情况容易“伪装成胖”？

高钠饮食后的短期水肿

摄入过多钠盐后，身体通过保水机制维持电解质平衡，导致体液增加，体重波动。

久坐办公室后的下肢水肿

缺乏肌肉泵运动，血液回流困难，导致小腿脚踝水肿。

经期前水分潴留

女性在黄体期激素变化影响下，常有轻度水肿和腹胀表现。

运动初期的“假胖”现象

开始力量训练后，肌肉储水增加、微损伤修复期产生炎症反应，短期体重上升并不等于脂肪变多。

这些情况不代表“胖”，只是身体的代谢节律在自我调节，无须急于控制饮食或增加运动强度。

如何识别“真胖”？

如果你怀疑自己变胖了，不妨从以下几个角度综合评估：

体脂率测量

推荐使用生物电阻法（如 InBody）或皮脂夹检测体脂率：

女性 >30%，男性 >25%，提示体脂率偏高。

腰围与腰臀比

女性腰围 >85 cm，男性腰围 >90 cm 属于腹型肥胖风险区间；

腰臀比女性高于 0.85，男性高于 0.9，提示脂肪内脏分布异常。

围度与体重同步观察

若体重上升，但围度变化不大，或伴随水肿、晨轻夜重等情况，更可能为水分波动。

皮肤弹性与浮肿反应

用手指按压小腿内侧 5 s 后松开，若凹陷数秒不恢复，提体体液潴留明显。

感受生活表现

“真胖”常伴随易疲劳、代谢减慢、饭量略减也难瘦、体温偏低等表现。

隐性肥胖：体重正常≠身体健康

有些人体质指数（BMI）正常、外观也无明显肥胖迹象，但体脂率偏高、肌肉比例偏低。这种状态被称为“隐性肥胖”，在久坐族、饮食结构失衡者中较为常见。它或许对衣服的尺码毫无影响，却会显著干扰基础代谢率，还会大大增加心血管疾病的发病风险。

03 生活案例：分清“真胖”与“假胖”，才知道怎么瘦得准

案例一

小李，29岁，文职人员，体重为54 kg，身高为160 cm，BMI为21.1，属于正常范围。但近两个月明显感觉小腿胀、鞋码偏紧。体脂率检测为32.5%，肌肉量偏低，基础代谢率为1 090 kcal。

她日常久坐时间超过9 h，饮食以外卖为主，常摄入重盐酱料、加工食品。晚餐时间偏晚，经常21:00后进食。日常步数低于2 000步。

调整方案：

每周进行3次15 min徒手抗阻训练。

每天早餐加入高蛋白质食物（如水煮蛋或豆浆）；减少外卖频率，主动摄取新鲜蔬菜。

每小时起身一次步行或伸展。

晚餐提前至19:00前并减少盐分摄入。

6周后复测：体重无明显变化（53.8 kg），但体脂率下降至30.1%，小腿围缩小1.2 cm，基础代谢率提升约5%。

案例二

小王，36 岁，互联网行业项目负责人，身高为 175 cm，体重为 78 kg，BMI 为 25.5，超出正常范围，但体脂率为 19%，肌肉量维持在正常偏高值，基础代谢率约为 1 640 kcal。

他每周有规律健身，但长时间久坐导致晚间双脚浮肿，体重在傍晚比清晨高 1.5 kg。他误以为“运动无效、体重仍升”，尝试减少晚餐热量和饮水量，但反而影响睡眠和训练恢复。

通过对比早晚体重变化、评估围度及血压，确认为“间歇性水肿”而非脂肪增长。

调整方案：

晚上睡前抬腿 20 min。

增加钾元素的摄入，可适当多吃香蕉、菠菜等富含钾的食物。

缩短每次连续久坐时间，增加白天步数至 8 000 步以上。

调整水摄入分布，增大白天饮水比例。

3 周后症状明显改善，晚间体重波动控制在 0.4 kg 以内，脚踝围度下降 0.6 cm，训练恢复效率提升。

案例三

小周，33 岁，教师，身高为 162 cm，体重为 56 kg，BMI 为 21.3，但体脂率为 34.8%。她体重基本稳定，但衣物越来越紧，腹部脂肪明显，力量弱、精力差。检测显示骨骼肌量偏低、腰围超过标准。

日常摄入偏碳水化合物且低蛋白质，长期不吃早餐。运动频率极低，睡眠不足 6 h。

调整方案：

“三餐规律 + 蛋白质主导”的饮食结构。

每天早餐固定摄入鸡蛋 + 牛奶。

睡前提前 1 h 离屏、延长睡眠至 7 h。

每天固定 3 000 步以上快走并逐步提高至 6 000 步。

6 周后复查：体重下降 1.3 kg，体脂率降至 31.2%，腰围缩小 2.4 cm，自评状态改善明显。

小结

通过三个不同背景的案例，我们发现“胖”的表现形式各异——有的人是肌肉减少型肥胖，有的人是短期水肿误判，有的人则是体脂隐藏在体重背后未被觉察。

统一“以体重论胖”不仅容易误导自我管理，更可能延误关键干预。唯有综合评估脂肪、水分、肌肉构成，才能科学定位问题、精准调整策略。

04 现实指南：判断对了“胖”的类型，才能有的放矢

减重从不是盲目执行，而是先识别问题本质，再给予相应处理方式。针对“脂肪型”、“水肿型”与“隐性肥胖”三种典型状态，本节给出两步法：辨识路径 + 调控建议。

快速自查：“你属于哪种胖？”（表 4）

表 4　自查表

自查问题	选项 A	选项 B
体重是否反复波动?	是（晨轻夜重波动大）	否（变化平稳）
肌肉是否松软无力?	是(少运动+不吃蛋白质）	否（有力量感）
小腿是否常有浮肿感?	是（久坐 / 晚餐咸）	否
腰围是否超标（女 >85 cm，男 >90 cm）?	是	否
压腿部 5 s 是否有明显凹陷?	是	否

判断结果：

多选 A 者：以水肿型体重波动为主，需关注循环代谢与饮水盐分。

多选 B 但腰围 / 脂肪指标异常者：为脂肪型肥胖或隐性肥胖，需重点改善代谢基底与体脂结构。

三类“胖”的干预对策

①脂肪型肥胖对策（体脂率升高，肌肉量下降）

调整饮食结构：三餐规律、控糖增蛋白质。

每日蛋白质摄入≥ 1.0 ～ 1.5 g/ kg 体重。

开始抗阻训练（徒手深蹲、弹力带练习等）每周 2 ～ 3 次睡眠时长≥ 7 h，提升瘦素水平，优化代谢基线。

避免低热量长期节食，以免进一步抑制代谢。

②水肿型体态对策（晨轻夜重，浮肿明显）

减少高钠饮食（如咸菜、腌制品、加工酱料）。

增加含钾食物摄入（如香蕉、菠菜、冬瓜、牛油果），每工作 1 h 起身活动 3 min（促进静脉回流）。

睡前抬腿 15 min，辅助液体回流。

调整饮水节奏：白天多饮，晚间适度减少。

③隐性肥胖对策（体重正常但体脂高）

增肌优先于减重：以力量训练 + 充足蛋白质为核心精简精致碳水化合物摄入，避免能量空转。

使用体脂秤 / 围度 + 肌肉量双指标定期评估。

强调“体形管理”而非“秤上数字”。

睡眠质量纳入监测指标，避免内分泌紊乱。

建立“体态监测日常”意识

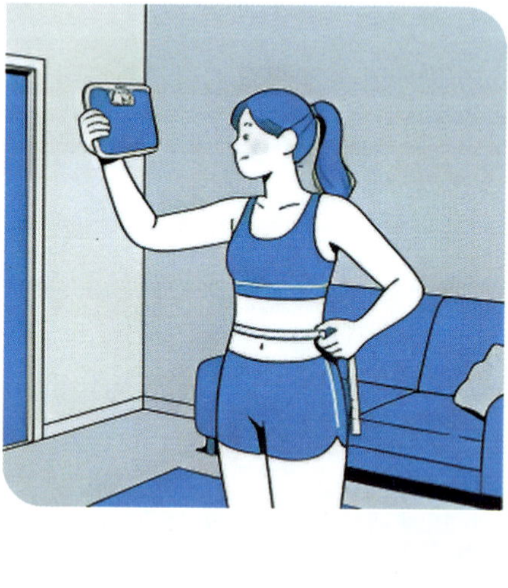

每周使用体脂秤监测一次（固定时间 + 条件）。

每月测量腰围 / 臀围，记录变化趋势。

每季度进行一次体成分分析（如 InBody）作为阶段性复盘，不盲目信赖“每日体重”，重趋势、轻短期起伏。

05

理念转变：唤醒代谢，是一场回归身体原设定的修复

在快速社会节奏下，体重秤往往成为衡量身体状态的唯一“评判器”。但身体的真实构成远比一个数字复杂——脂肪、肌肉、水分、代谢能力、激素节律，每一项都在塑造我们的体态。

体重不过是身体总量的结果，却常被误读为“胖”或“瘦”的绝对标准。

而现实中，很多人并不是脂肪增加了，而是肌肉流失、水分潴留，或者代谢率降低了。相反，也有些人体重看似稳定，但体脂率不断上升，健康风险日益累积。

因此，管理体形的第一步，不是“减掉多少”，而是“看清楚什么变多了”。

识别“真胖”不仅关乎减脂策略，更是对身体状态的再评估：你是缺乏运动导致肌肉流失？是饮食高盐水钠潴留？是生活习惯紊乱造成激素调节失衡？只有看清原因，才能精准改变。

当你真正理解“胖”的结构性本质，就会明白：

节食不是万能钥匙，盲动反而可能锁死通路。

控重不应只看体重，更应关注身体组成。

任何有效的改变，都是以清晰判断为起点的。

你需要管理的不是数字，而是组成。

与身体建立一种更深层的对话方式，才能跳出体重焦虑，实现真正有效、稳定、健康的体态转变。

打卡手账

第三计

误区拆解计

——别让“减肥”误导你的人生

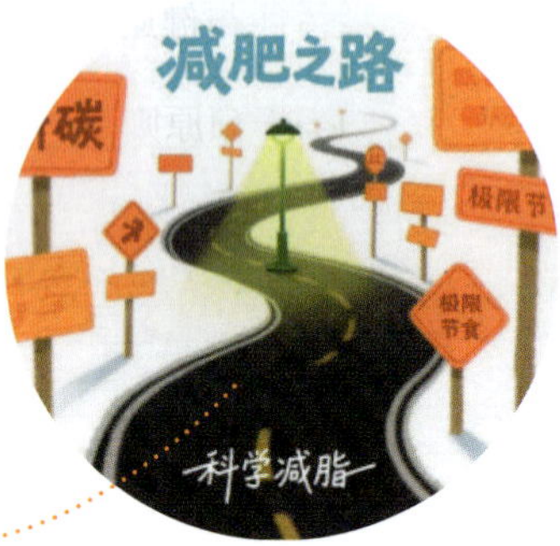

01 引子：

揭示科学真相，重建身体代谢与饮食行为的和谐

现实生活中不少职场人将“减肥”简化为“节食”“断碳”“饿自己”，将体重的波动视为全部成败的标准。事实上，这种以“快速见效”为导向的减肥方式，不仅难以持久，更有可能破坏基础代谢、扰乱内分泌、诱发情绪性暴食，最终陷入“越减越胖”的反弹怪圈。

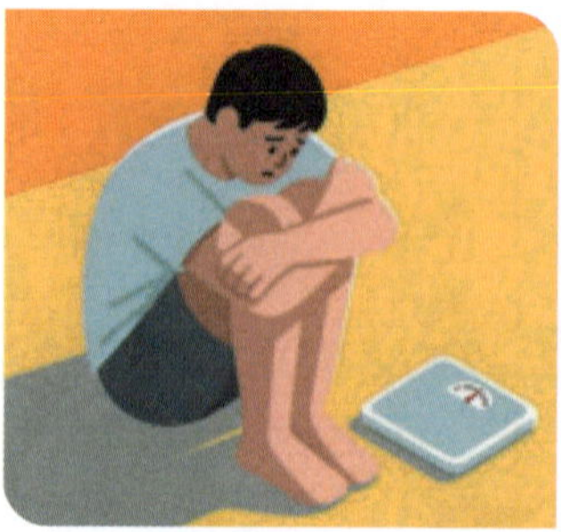

社交媒体上流传的各类“减肥捷径”，如“一日一餐燃脂法”“7 天暴瘦 10 g 食谱”，看似简单实用，实则隐藏诸多代谢风险。真正科学的减脂路径，

并非靠牺牲体能与健康换取一时的体重下降，而是建立在理解能量调控机制与行为干预原则之上的长期策略。

接下来我们将拆解五个最常见的“减脂迷思”，还原它们背后的科学真相，帮助读者跳出“数字执念”与“方法偏见”，重建身体代谢与饮食行为的和谐关系。

02 科学辨识：“努力”没有结果，可能错在“方向”

许多体重管理失败的根源，不是“不够努力”，而是“努力错了方向”。下面将结合常见的五大误区，以科学依据和实践逻辑为基础，帮助读者厘清“为何越减越难、越练越疲惫”的本质。

误区一：只看热量赤字，忽略营养结构

“我每天摄入只有 1 000 kcal，为什么体重还是掉不下去？”

许多减脂者过度聚焦“热量差”，甚至将摄入压缩至极限，却忽视了营养结构对代谢的长期影响。长期低热量摄入容易导致：

基础代谢率下降（肌肉萎缩、激素调节紊乱）。

蛋白质缺乏，导致肌肉流失、易疲劳。

碳水化合物摄入过低，易诱发低血糖与暴食反弹。

此外，当能量摄入低于基础代谢水平时，身体进入“保护机制”，降低能耗、减少甲状腺激素分泌，使脂肪更难动员。

科学建议：

在控制总热量的同时，保持碳水—蛋白—脂肪三大营养素的合理配比。

蛋白质摄入建议为每千克体重 1.2 ~ 1.5 g，优先保障“代谢资产”（肌肉）不被消耗。

不建议长期日摄入热量低于基础代谢水平。

误区二：高强度训练 = 高效燃脂？

“每天高强度间歇训练半小时，体重不降反升！”

很多人相信“练得越狠，瘦得越快”。但高强度间歇训练（HIIT）、力量复合组、高负荷 Tabata 等训练方式，对初学者而言往往负担过重，带来：

炎症因子水平上升（如 IL－6、TNF－α），诱发水肿。

肾上腺皮质激素过度分泌，形成慢性疲劳。

睡眠质量下降，进一步打乱瘦素 / 胃饥饿素节律。

长期下去，非但没有改善体成分，反而可能抑制免疫与代谢水平，造成“肌肉下降、脂肪不减”的尴尬状态。

科学方法建议：

运动强度需结合个体基础状态。

初期更推荐中低强度持续有氧 + 抗阻训练结合，每周总量达 150 min。

避免“日练不休”，保障每周 1 ～ 2 天主动恢复期。

误区三：NEAT 被忽略，只靠锻炼“挽救”热量?

“我每天锻炼一小时，为什么还是瘦不下来？”

锻炼本身只是每日总能量消耗（TDEE）中的一部分，更被忽视的是：

非运动性活动产热（NEAT），包括走路、家务、站立、伸展等，占比高达 15% ～ 30%。

很多人虽然每日有固定锻炼时间，但其余时间久坐办公、通勤、刷手机，导致整体活动水平仍偏低。研究显示：

相同体形的人，NEAT 差异可导致每日能量消耗差距高达

600 kcal。

科学方法建议：

每日步数建议控制在 6 000 ～ 10 000 步，尤其对不便运动人群更为关键；每坐 1 h 起身活动 5 min。

可使用智能手表等工具设置“久坐提醒”机制。

误区四：只关注体重数字，忽视体脂率与围度

“为什么我没瘦几斤，但裤子变松了？”

体重只是身体组成的总量，不能真实反映脂肪与肌肉的变化。实际减脂过程中，尤其在训练初期，脂肪下降 + 肌肉增加常常会使体重数值变化不大，但体形却发生明显改变。

此外，女性经期、晚餐高盐、夜间水肿等也会带来短期体重升高，若仅以体重判断成效，容易产生“无效”错觉，最终放弃坚持。

科学方法建议：

每周监测一次体脂率 + 腰臀围，关注趋势变化而非单次数字。

餐后 2 h / 运动后 1 h 不建议测体重，避免误差。

建议固定测量时间段，如晨起排便后、穿着统一衣物测定。

误区五：频繁更换方法，缺乏持续干预周期

“我尝试了轻断食、代餐、碳循环……都没效果。”

现代人接触大量碎片化“减肥知识”，容易陷入“试试这个、换换那个”的节奏中。

而身体的代谢系统是基于稳定输入—输出模式形成适应性的，频繁更换方案反而导致内环境无法建立规律，最终“样样都试过，样样无效”。

科学方法建议：

每一种干预方式（饮食 / 运动）建议保持至少 4 ～ 6 周以判断趋势。

不以“7 天瘦多少斤”为目标，而应设定 8 ～ 12 周体成分优化计划。

记录每日行为、饮食、训练与睡眠，识别关键变量，提高自我调控能力。

小结

“越努力，越无效”并不是努力无用，而是方向错、机制乱、周期短。减脂并非意志力比拼，而是生理调控与行为模式之间的长期协作。

破除误区，是一切有效减脂方案的前提，科学的方法不是“更极端”，而是“更精准”。在后文中我们将详细讲解这些科学方法。

03 生活案例：从“无效努力”中醒来的三个转折

案例一：营养结构失衡导致“瘦不下来的节食”

小吴，30 岁，人力资源主管，因下半年婚礼筹备开始控制体重。她将每日总热量控制在 900 kcal 以下，主食基本停用，仅靠水果和蔬菜维持饱腹，持续 4 周后体重下降 1.8 kg，但出现明显疲劳、脱发、月经推迟等症状。

体成分检测显示：体脂下降极少，肌肉量下降明显，基础代谢率降至低于正常水平。

在营养师建议下，她逐步恢复均衡饮食结构，日摄入热量提升至 1 200 ～ 1 400 kcal，并每天补充优质蛋白质 50 g 以上。2 个月后，体重下降 2.2 kg，体脂率下降 4%，精神状态恢复。

案例二：运动方式错误，训练过度反而代谢紊乱

小赵，27 岁，设计师，采用“每天早起 HIIT+ 晚上快走”的训练计划，希望通过高强度运动加速减脂。第一个月内体重下降较快，但第二个月进入停滞期，同时出现睡眠中断、心率升高、腿部酸胀等过劳反应。

复测数据显示：肌肉含量下降，皮质醇水平升高，体脂率基本无

变化。

后续他调整训练结构，将早晨训练替换为动态拉伸与中低强度有氧，将 HIIT 频率降低为每周 2 次，增加 1 天完全恢复日。6 周后体脂率下降 2.3%，睡眠时间延长至 7 h 以上。

案例三：方法频繁切换，体重长期反弹

小林，35 岁，自媒体从业者，曾尝试多种网红减肥法：代餐粉、轻断食、低碳饮食，最长坚持周期不超过两周。每次初期体重下降 1 ～ 2 kg，但数日后即反弹，并伴有暴食、腹胀、情绪波动等问题。

体成分分析显示其基础代谢率低于同龄标准水平，肌肉量持续下降。

她在专业指导下，建立了为期 3 个月的稳定干预计划，包括：固定三餐、蛋白质分布合理、有计划地进行抗阻训练，并每两周记录一次体重、围度和食物日志。8 周后，体重下降 1.6 kg，腰围减少 3.1 cm，饮食行为更稳定。

小结

通过三个不同背景的案例，我们发现“胖”的表现形式各异——有的人是肌肉减少型肥胖，有的人是短期水肿误判，有的人则是体脂隐藏在体重背后未被觉察。

统一"以体重论胖"不仅容易误导自我管理，更可能延误关键干预。唯有综合评估脂肪、水分、肌肉构成，才能科学定位问题、精准调整策略。

04 现实指南：把努力放在最值得的地方：五种习惯的科学升级

努力不是越多越好，而是该用在关键位置。以下五个常见的"低效率减脂操作"，是许多减肥失败者的盲区源头。这一节我们将给出行为→原因→升级策略三步建议，帮助你优化每一分努力的回报率。

习惯一：节食式吃法 → 升级为"优先供能结构"饮食

常见错误：主食几乎不碰，一日只吃蔬果沙拉，靠"少吃"获得热量赤字。

结果风险：供能来源不足，身体将分解肌肉供能，导致基础消耗下降。

优化建议：

将每餐调整为“主食 + 蛋白质 + 植物脂肪”三元素结构。

用全谷类、豆类替代碳水化合物断崖。

每餐确保含 1 种完整蛋白质来源，如鸡蛋、豆腐、鱼。

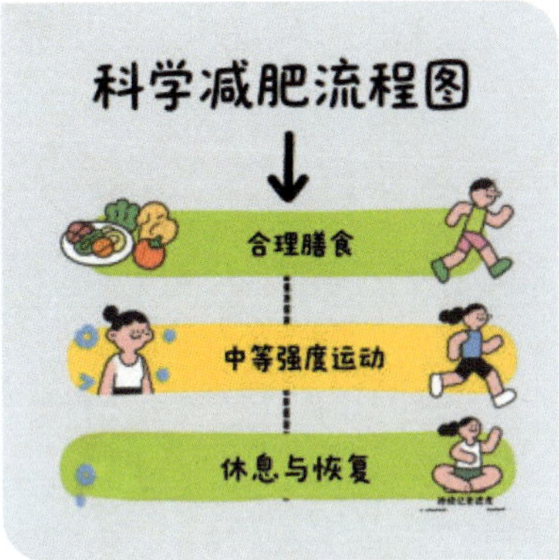

配少量坚果或橄榄油，防止血糖快速波动。

习惯二：训练靠“燃脂感”驱动 → 升级为“训练系统策略”

常见错误：每日选择出汗多、动作快、最累的课程，追求“当下燃脂”。

结果风险：高压训练累积疲劳，易失去动力或诱发暴食。

优化建议：

构建“运动结构金字塔”：

底层为日常步行与活动（低压维持）；

中层为规律抗阻训练（提升基础代谢能力）；

顶层为周期性高强度刺激（增强代谢反应，但非日常必需）。

“练得合理”远比“练得狠”更重要。

习惯三：靠“自律”维持饮食 → 升级为“环境辅助与可持续决策”

常见错误：将减脂视为意志力挑战，靠精神鼓励和强制节食坚持。

结果风险：反复掉入“控制—反弹—自责”回圈。

优化建议：

不设“不能吃什么”，而是设“随手能吃什么”：在办公桌、车上、家中预备好健康快食，如坚果、小酸奶、蛋白棒。

用“提前规划”代替“事后控制”：每周末安排下周 3 餐模板，不必完美，但要避免临时选择陷阱。

社交 / 应酬中设定“60% 原则”：6 成健康、4 成自由，避免“完全控制或完全放弃”的思维方式。

习惯四：短期化方法→升级为“干预周期制度化”

常见错误：轻断食试 7 天、代餐试 5 天、低碳试 1 周，频繁换方法。

结果风险：身体长期处于代谢不稳定期，无明显适应性成效。

优化建议：

设定“阶段式干预周期”：一个方案至少执行连续 4 周，再评估有效性。

每季评估一次体能状态 + 饮食行为，坚持每年做 2 个阶段性饮食 / 运动干预计划，而非全年持续减脂焦虑。

目标从“瘦几斤”转向“改善维度”：如更规律吃饭、更稳定心情、更快恢复力。

习惯五：“重启式”减肥心态 → 升级为“循环式反馈系统”

常见错误：“周末吃多了，周一开始清零计划”“节日放纵后暴力节食补救”。

结果风险：强化“节食—失控—补偿—再失控”的饮食失调路径。

优化建议：

每月设置“不设体重目标”的一周，聚焦状态维持与恢复，而非数字下降。

用“调整”代替“补偿”思维：吃多不需要饿回去，而是睡好、走动、饮水、拉伸、恢复系统性作息。

建立自己的月度反馈表：记录坚持了什么、放弃了什么、调整了什么，而不是仅记录“结果好不好”。

真正的高效减脂，不靠更拼的决心，而靠更聪明的安排。

方法选得对，行为可持续，努力才能变成结果，而不是疲惫。你不是缺少行动力，而是该让行动开始对准正确的方向。在后文中，我们将进一步详细介绍如何进行这五种习惯的转变。

05 理念转变：别只问“有没有效”，先问“为什么有效”

在减脂这条路上，我们太习惯把“体重变化”当作唯一的标准，把“吃少点”“练狠点”当作通用答案。然而身体并不只是热量的输入输出机器，它的代谢节奏、内分泌系统、肌肉质量、心理状态，彼此交织，构成了一个极其复杂又高度智能的能量调控体系。

正因如此，减脂从不是一场力量竞赛，而是一次逻辑修正。

很多失败的背后，不是缺少自律，而是出发点错了。把“暴瘦7天”当作目标，就注定忽略了身体需要稳定适应；把“减掉 × 斤”当作价值判断，就容易陷入反复试错、快速更换方法的死循环。

你越是急着看到成果，就越容易抓错努力的方向。

而你越能理解背后的机制，就越容易放下焦虑，走稳每一步。

科学的减脂观，不是少吃多动的变形，而是以下三个关键词：

系统感：饮食、运动、睡眠、情绪都参与代谢调节。

节奏感：身体的改变需要时间，不是一日一周的事。

反馈感：你的感受、状态、习惯调整比秤上的数字更有意义。

努力不是减脂的全部，正确的努力路径才是。

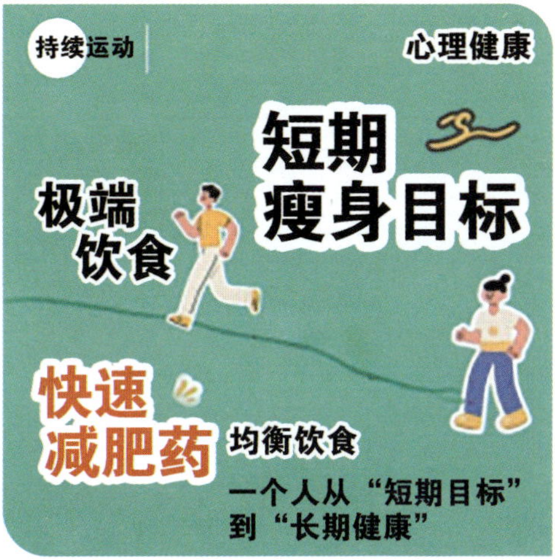

当你看清误区本质，就不会再盲目复制别人的方法，而开始构建属于自己的节奏和模式。

减脂真正的转折点，不在下一次节食计划，而在你愿意对自己的身体多一点理解、少一点责备的那个时刻。

打卡手账

第四计

系统协同计

——吃出来的？动出来的？还是睡出来的？

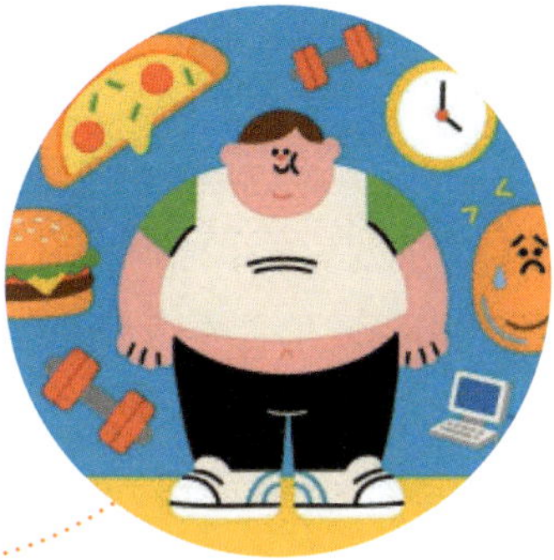

01 引子：焦虑的不是数字，是找不到原因的无力感

“我吃得不多，运动也做了，怎么体重还是往上飙？”

这是许多职场人在尝试自我管理体重时最常说的一句话。

这种“努力不见效”的无力感，是当下城市白领减脂困境的缩影。我们过于习惯将肥胖简单归因为“吃得多”“动得少”，却忽视了真正导致体重持续上升的背后，是身体内部多个系统——代谢、激素、肠道、节律、压力——在悄然“拆台”。

肥胖不是一场单点原因主导的“热量叠加”，而是一种多系统协作失衡的结果。吃的结构、动的方式、睡的节律、生活的节奏，乃至我们对工作的压力感知，都在悄然推动着身体转入“蓄脂模式”。

本计将带你从表象走入机制，揭示现代职场人在营养、生活、心理三重交叉作用下，如何逐步滑入体重失控的边缘——以及如何找回与身体的协同主导权。

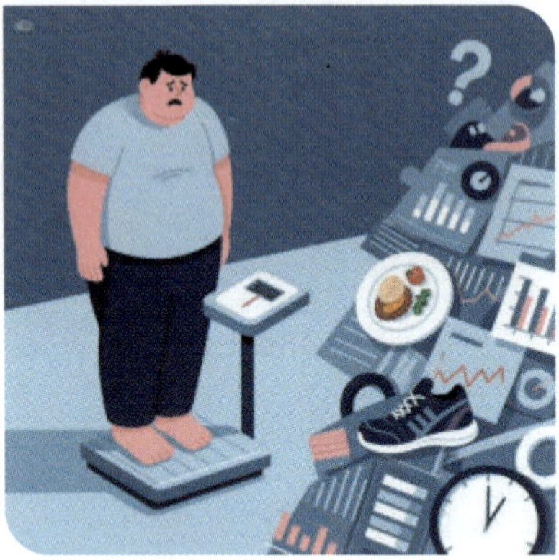

02 科学辨识：肥胖不是一个点，是多个系统一起出问题了

在传统观念中，肥胖是“摄入大于消耗”的热量问题。但现代职场人的肥胖却远不止“多吃少动”那么简单。研究显示，大多数长期肥胖者并不是暴饮暴食者，而是体内多个关键系统出现失调，逐渐推动身体进入“蓄脂模式”。以下五大系统，是构成现代肥胖最容易被忽视的深层原因。

能量使用系统：不是吃得多，而是“用得少”

我们每日摄入的热量并不完全转化为身体活动。实际上，大量热量通过基础代谢和非运动活动（如走动、说话、维持体温等）被消耗。

然而现代久坐生活方式使这一系统大幅“降频”：

长期坐着办公，导致肌肉活动度降低，进而削弱“燃烧机制”。

肌肉减少意味着基础代谢率下滑，即使进食减少也难以逆转储脂趋势。

长时间不活动还会抑制骨骼肌中的脂肪酶活性，脂肪更容易被“囤积”而非利用。这种“热量用不掉”的状态，往往让人即使节食，也很难减脂。

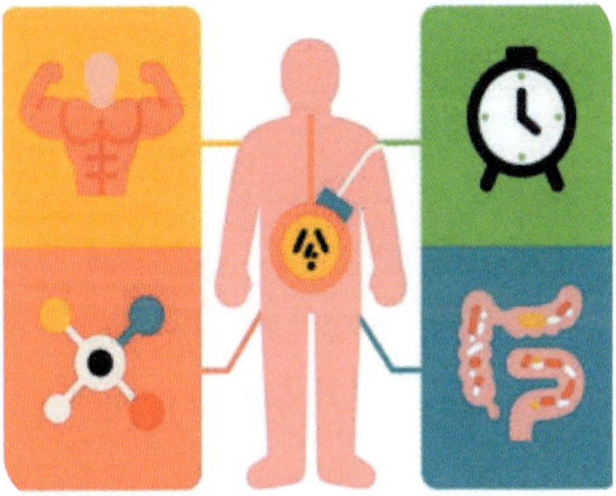

激素调节系统：不是吃太多，而是控制开关坏了

激素是身体调节脂肪储存和释放的“遥控器”。而当遥控器失灵，脂肪就像接收到错误信号的机器人，开始无序堆积。几个关键激素值得特别关注：

胰岛素：帮助细胞吸收血糖，但胰岛素抵抗状态会让血糖和脂肪无法高效利用，从而转化为内脏脂肪。

瘦素：被称为“饱腹激素”，但在高糖、高脂饮食下，容易出现瘦素抵抗，即大脑无法读取“我吃饱了”的信号，进而过度进食。

皮质醇：“压力激素”，长期慢性升高会刺激腹部脂肪积聚，同时破坏肌肉和睡眠质量。

在多数超重者体内，这些激素的反馈环路往往已经变得迟钝，甚至紊乱，让人越“管住嘴”反而越“控制不住”。

肠道生态系统：微生物不平衡，也会让你更容易囤脂

肠道是人体“第二大脑”，它不仅负责消化吸收，还参与能量调控与炎症调节。一项刊登在《细胞》（*Cell*）期刊的研究表明，肥胖人群的肠道菌群与正常人显著不同，某些“致肥菌群”在高糖、高脂、低纤维饮食环境中异常增殖，可能导致：

增强肠道对能量的“榨取能力”，即同样的食物，吸收更多热量。

刺激肠道低度慢性炎症反应，进一步损害胰岛素敏感性与脂肪代谢；抑制短链脂肪酸的生成，从而减少“促进瘦素表达”的信号物质。

此外，频繁节食、滥用泻药，以及外卖主导的单一饮食结构也会加剧肠道菌群紊乱。

生物节律系统：作息错了，身体怎么也瘦不下去

人类的身体有一个被称为“昼夜节律系统”的隐形时钟，它主导了激素分泌、体温波动、食欲变化等多个代谢关键点。规律作息的人，其身体在固定时段更容易分解脂肪、清除废物，而节律紊乱的人则更容易出现以下问题：

夜间吃饭更易囤脂，因为身体在晚上主要用于修复而非燃烧。

熬夜打乱瘦素与胃饥饿素的分泌节律，白天更难控制食欲。

轮班工作者与夜猫子群体被证实更容易出现胰岛素敏感性下降、体重增长与抑郁倾向。长期“错峰”生活，不仅让大脑混乱，也让脂肪管理机制频频出错。

心理应激系统：高压生活让脂肪“有恃无恐”

心理压力并不会直接让你摄入更多热量，但它会让你更难控制自己。

慢性压力下，多巴胺系统活性降低，导致人们更渴望高糖、高盐的“快感食物”；皮质醇持续升高，会促使身体“进入存储模式”，降低脂肪动员。

压力还会削弱对身体信号的感知能力，让人难以分辨“饿了”还

是“累了”。

心理状态直接影响饮食行为，而饮食失衡反过来又会强化情绪波动，形成恶性循环。你并不是“不够自律”，而是身体多个系统悄悄合谋，把你推向了“易胖体质”。

真正的体重问题，从来都不只是吃一顿多了这么简单，而是长期习惯叠加下形成的“系统性偏离”。

认识这些机制，不是为了自责，而是为了给每一次努力找到“发力点”——不是更拼命，而是更对准方向。

03 生活案例：当肥胖不是“吃太多”的结果

案例一

小马，37 岁，外资企业区域销售总监，身高为 162 cm，体重为 64 kg，BMI 为 24.4，腰围为 87 cm。尽管每日三餐规律，热量摄入控制 □1 400 kcal 以内，但体重仍逐年缓慢上升。她长期熬夜处理跨时区客户邮件，晚饭常常延至晚上 9:00 后，入睡时间也推迟至凌晨。

一次公司体检显示其空腹胰岛素偏高、维生素 D 缺乏、体脂率超标（34.2%）。

在营养师建议下，她开始重新调整生活节律和激素支持机制：

晚餐时间前移至 19:00 前，餐后坚持散步 15 min。

每晚固定在 23:00 前就寝，并进行睡前电子设备离屏；补充维生素D3，并通过户外晨光增强褪黑素自然分泌；每天记录食欲波动与睡眠状况，用作节律评估反馈。

8周后复测显示其体脂率下降至30.5%，空腹胰岛素恢复正常，早晨醒后饥饿感更自然，饮食不再“靠控制”而是“有节奏”。

案例二

小刘，42 岁，科技企业技术总监，身高为 178 cm，体重为 83 kg，BMI 为 26.2。典型久坐型职场人，每天工作时间超 12 h，运动频率几乎为零。他习惯每日一杯含糖饮料 + 高盐外卖，长期排便不规律，有明显腹胀和晨起乏力问题。

他曾尝试节食控制热量，但效果不持久，且三天两头因“肚子胀”“情绪低落”中断计划。在一次体成分检测中，他体脂率为 27.6%，肌肉量偏低，肠道菌群评估提示“拟杆菌属”偏少、“厚壁菌门”占比偏高。

在专业指导下，他启动了以下综合改善：

用高纤维主食（糙米、藜麦）替代精白主食，每天摄入蔬菜>600 g。

每天饮用自制无糖酸奶，搭配富含益生元的洋葱、大蒜类蔬菜。

改为每日 17:00 散步 30 min，逐步恢复肠道蠕动节律。

坚持食物日记记录饮食与肠道反应，及时调整结构组合。

12 周后体重减少 2.8 kg，体脂率下降至 24.1%，精神状态改善明显，排便频率由每 3 天一次恢复为每日一次，腹胀基本消除。

小结

这两位职场人并未陷入暴饮暴食，也没有完全缺乏自律。他们面临的，是典型的“非热量型肥胖”问题——作息紊乱、压力干扰、肠道菌群失衡、激素反馈异常。这类肥胖管理的关键，并不在于更低的热量输入，而是更完整的系统支持策略。

当你识别出背后真正的肥胖成因，就不必再靠“越吃越少、越练越狠”的方式去硬撑，而是用更精准、更平衡的干预路径，走出身体真正需要的回正路线。

04 现实指南：多系统联动，才是肥胖管理的真正出路

肥胖是多个系统协同失调的结果，要打破这种“慢性蓄脂”的惯性，靠的不只是“少吃多动”，而是构建一套多维度的修复机制。以下是围绕五大关键系统的具体操作指南，帮助你从根源开始解决“为什么胖”。

能量使用系统：启动“基础消耗修复计划”

关键识别信号：久坐时间长、缺乏肌肉刺激、体温偏低、饭量不大却易长肉。

科学建议：

优先恢复肌肉活跃度：每周进行 2～3 次抗阻训练，如徒手深蹲、俯卧撑、弹力带拉伸；每天累计活动时长至少 60 min（含步行、站立、伸展等），而非仅靠一次锻炼。

优化进食时间：早餐要吃，避免长时间空腹或“吃一顿顶一天”的节奏。

引导轻度冷刺激适应（如晨起洗脸用冷水、室温控制），刺激产热机制。

激素调节系统：重建“脂肪开关的灵敏度”

关键识别信号：腹部脂肪集中、饱腹感弱、吃少也胖、内分泌异常或女性月经紊乱。

科学建议：

稳定血糖波动：主食搭配蛋白质和脂肪，避免单独摄入高升糖碳水化合物（如白米饭、果汁）。

建立瘦素敏感性：避免“节食—暴食—反复控制”的饮食循环，保持日摄入稳定。

增加抗胰岛素食物：如深色绿叶蔬菜、低 GI 水果（蓝莓、苹果）、坚果类。

针对职场女性，建议每月记录一次基础体温、食欲变化以及月经周期规律，作为荷尔蒙监测的参照。

如果存在显著内分泌异常，应配合内科或内分泌科筛查（如多囊、胰岛素抵抗等）。

生物节律系统：修好属于身体的时钟

关键识别信号：夜间进食频繁、晚睡早起、作息漂移、早晨疲惫。

科学建议：

固定睡觉与起床的时间，避免“补觉式睡眠”，目标为连续 7 h

优质睡眠。

晚餐不晚于 20:00，避免夜间吃零食或夜宵，即便是健康食物也会打乱身体节律；睡前 2 h 不饮酒、不看强光的屏幕、不进行高强度运动。

每天早晨接触自然光 10 min，有助于褪黑素与皮质醇节律重建。

周末与工作日睡眠时差不超过 1 h，避免“节律错位反应”。

肠道生态系统：打造有益菌主导的体内环境

关键识别信号：常腹胀、排便不规律、皮肤状态差、饭后嗜睡。

操作建议：

优先摄入膳食纤维：每天摄入不低于 25 g，来源包括燕麦、豆类、深绿蔬菜；增加益生元食物摄入，如洋葱、大蒜、香蕉、魔芋、菊苣。

每周摄入 3 次含活性益生菌的发酵食品（如酸奶、泡菜、豆豉等）。

避免“无节制断食”或“反复清肠”，维护肠黏膜屏障。

注意抗生素使用频率，一次抗生素治疗可能对肠道菌群造成长达 6 周的干扰。

压力管理系统：停止为“战斗模式”供能

关键识别信号：暴饮暴食、情绪波动大、夜醒、瘦不下的焦虑感强。

操作建议：

每天设置2次“微恢复点”：早上10 min/晚上20 min可进行深呼吸、闭眼放松或音乐冥想。

养成正确进食习惯：吃饭不看手机、不讲话、不工作。

使用情绪日记记录饮食与压力的关联（如吃完甜食后是否情绪更不稳）。

每周设一次不计热量的“精神放松餐”，释放“控制感疲劳”。

如果出现长期性的睡眠问题或情绪低落严重，建议配合心理咨询与神经内分泌筛查。

05 理念转变：真正的改变，来自对身体系统的理解与协同

我们总是将肥胖归咎于某一个坏习惯：吃得多、动得少、睡得晚。

于是，我们焦虑地节食、疲惫地运动、勉强早睡，试图用“修修补补”的方式来解决体重问题。但现实往往告诉我们，越控制，身体反而越不配合；越努力，结果越让人失望。

不是你的方法无效，而是你的方法只对了局部，却错过了整体。

现代肥胖的本质，不是“摄入和消耗不平衡”这么简单，而是

一个多系统协作失衡的综合结果。你的肌肉不再足够活跃，消耗能力下降；你的激素反馈迟钝，饱腹信号失灵；你的肠道菌群紊乱，吸收机制变得贪婪；你的作息失序，生物钟打乱节拍；你的精神状态长年高压，让身体自动进入“囤积能量以备战斗”的状态。

身体并不是懒惰的，也更不会背叛你。

它只是根据你给出的生活方式，在尽力适应。

如果你长期熬夜，它便调整荷尔蒙节律来为你熬夜储存能量。

如果你长期饮食不规律，它便提升能量储存机制以应对不确定性。

如果你长期处于紧张和高压状态，它就用脂肪保护你不被能量耗尽。你以为身体在“变胖”，其实它只是在“自保”。

这就是我们在本计想要引导的认知转变：

肥胖不是自律失败的结果，而是系统失调的信号。

要想真正“瘦”下来，不是靠更严格的自控、更激烈的消耗，而是通过：理解身体每个系统之间的合作逻辑；停止单一策略，转向结构性优化；不再盯着体重数字，而是关注身体运行的整体状态。

这也是为什么我们建议你从饮食结构到运动方式，从作息节律到心理应激，从肠道健康到激素平衡，逐步建立一个可以“协助身体正常运行”的生活系统。

我们不追求完美控制，但我们鼓励每一个微调。

我们不要求激烈转变，但我们推崇稳定适应。

最终你会发现：真正的改变，不是靠控制身体，而是靠协作身体。

当你不再对身体发号施令，而是学会倾听与修复，它会主动给出回报——更流畅的新陈代谢、更稳定的情绪状态、更自然的体重回落。

这是一个系统调和的过程，而不是某种“快速见效”的方法。

而你将成为自己身体系统的指挥官，而非监工。

打卡手账

第五计

减肥心理计

——体重管理，先管理情绪

01 引子：不是吃得太多，而是压抑得太久

世界卫生组织（World Health Organization，WHO）发布的资料显示，约有四成超重者存在情绪性进食倾向。而美国心理学会（American Psychological Association，APA）的一项研究也指出：在减肥人群中，超过65%的人在“心理压力”阶段发生饮食失控。

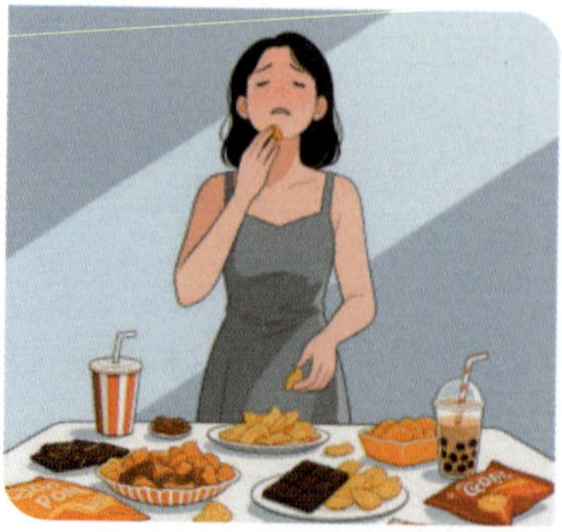

我们往往以为“减脂”是一场意志力的较量，其实它首先是一场心理系统的重建过程。体重只是结果，而情绪才是行为背后的驱动力。

你吃的不是那块甜点，而是一次情

绪释放；你拒绝的不是运动，而是内心的反复否定与逃避。

在体重管理的整个过程中，如果心理系统没有被看见、理解与修复，那么所有的“饮食计划”“运动打卡”都容易变成一次次短暂的冲刺——而非真正意义上的改变。

要想真正减脂成功，不能只管理体重，而要先学会管理情绪。

02 科学辨识：真正影响你体重的，是你和情绪的关系

在很多人的印象中，肥胖来自“吃太多、动太少”。但大量研究与实践显示，导致持续超重的深层因素，往往藏在情绪与心理模式之中。压力、焦虑、自责、低自我价值感、认知偏差——这些心理变量悄无声息地影响着我们的行为选择，构成了一个隐蔽的“增重回路”。

以下五种心理机制，是职场人减脂反复失败最常见的诱因。识别它们，是改变行为的第一步。

情绪进食循环：当你吃的不是食物，而是情绪

你是否有过这样的经历：

因为加班烦躁，走进便利店拿下一大包薯片。

明明刚吃过晚饭，却因为“心累”点了奶茶外送。

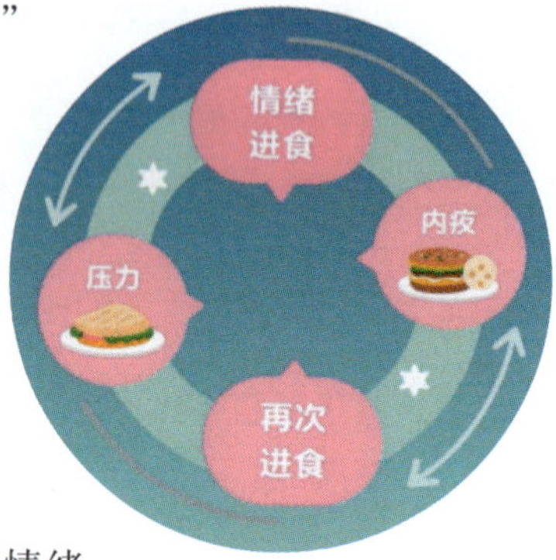

每次减肥一遇到情绪低谷，就开始“破防暴食”。

这不是意志力的问题，而是“情绪进食机制”在启动。

人在焦虑、悲伤、压抑、无聊等情绪状态下，身体会释放皮质醇、肾上腺素等激素，使得我们更倾向于摄入高热量、高脂肪、高糖的“慰藉型食物”来“调节情绪”。

而一旦吃下这些食物，大脑会短暂释放多巴胺与内啡肽，让人获得片刻轻松。但这种“吃出来的愉悦”很快被内疚、自责取代，继而陷入下一轮负面情绪，导致再次暴食。

这就是压力—情绪进食—内疚—再次进食的循环。

心理学观点认为：在很多肥胖者身上，食物并不是为了解决饥饿，而是作为一种情绪修复工具。

要打破情绪进食，首要任务是：把情绪从食物中剥离出来。

一次没控制住，就彻底放弃

“我今天中午吃了薯条，完了，减肥又失败了。”

“这周都没运动，算了，下周再开始吧。”

这是一种典型的“非黑即白式认知模式”：要么100%完美执行计划，否则就算彻底失败。而这样的结果是一旦有一点偏离计划，人们往往会全面放弃自制，陷入“破罐子破摔”状态。

这种心理机制源于一种认知扭曲：将行为评价等同于自我评价。吃了一顿高热量餐 = 我没自控力 = 我减肥失败 = 我不行，于是失去信心、放弃努力。

你需要：

将一次行为的偏差与对自己的价值评价分离：吃错一次≠我是失败者。

建立正确思维：80%的健康行为依旧能带来好的结果。

每天记录“减肥计划完成的3个项目”，鼓励自己坚持计划。

“体重 = 价值”的错误观念：瘦了才配拥有一切?

许多人将“瘦”视为成功、受欢迎、自律、优秀的象征。久而久之，他们在不知不觉中建立了一个逻辑：体重越轻，我越有价值；体重一涨，我就失败了。

这种“以体重衡量自我价值”的认知模式，往往来自：社交媒体对瘦身、美体的单一审美输出；成长环境中过度强调外形的重要性；体重控制成为自我控制感的唯一出口。

如果长期陷入这种观念误区，人们往往会对体重秤产生依赖，甚至每日多次称重；将“减肥”当作核心目标，而不是身体健康或生活节奏。

我们不应该以“瘦多少斤”为目标，而以“睡得更好、心情更稳定”为指标，除了外形上的改善，效率、专注力、情绪状态等的提高也是我们生活的进步。

延迟满足力不足：不要被“眼前奖励”牵着走

“我知道不该点这杯奶茶，但今天真的太累了。”

“我明天开始控制饮食，今天就先放开吃吧。”

这是人类进化留下的惯性：我们的大脑天生更偏好即时满足的奖赏，而对长远好处的激励反应较弱。这使得很多人即便明知长期节制更健康，也仍然会被当下的即时情绪缓解所驱动。

这种倾向在长期压力下尤为突出：当工作紧张、生活混乱、疲惫焦躁时，我们更容易放弃计划，选择立刻舒服地“吃一口”。

社交断裂与孤独感：没人懂得减肥，更容易半路放弃

“大家一起点外卖，我点水煮菜被说‘太扫兴’”。

“没人理解我为什么这么控制吃饭，反而觉得我做作。”

减脂是一场长跑，而孤立的长跑更容易中途停下脚步。缺乏社交支持是许多人减脂中断的关键风险因素之一。孤独感不仅带来负面情绪，也会破坏自我坚持的动力。

更重要的是，很多人在减肥期间主动减少社交、远离同事饭局、压抑参与感，从而进一步削弱“生活满足感”。

我们应该主动建立“减重支持型社交网络”，哪怕只是一个朋友、一个线上小组；不强求身边人配合你的节奏，但可以让他们理解你的目标与底线。

03 生活案例：情绪在“吃”，不是你在吃

案例一

小林，34岁，某传媒公司的高级公关经理，近三年体重稳步上升，平均每年增加2 kg。虽然她自认为“吃得不多”，但每次面对客户投诉、临时改方案或突发工作时，她的第一反应经常是走进茶水间：“拿点什么吃吃”。

她的“情绪餐单”包括：脆脆的薯片、甜甜的曲奇、泡面、可乐等，“只要一吃，心情就好一点”。每天16:00至21:00，是她最容易“失

控”的时段——通常先是一包零食，接着是点一份高热量外卖，再来一杯奶茶。

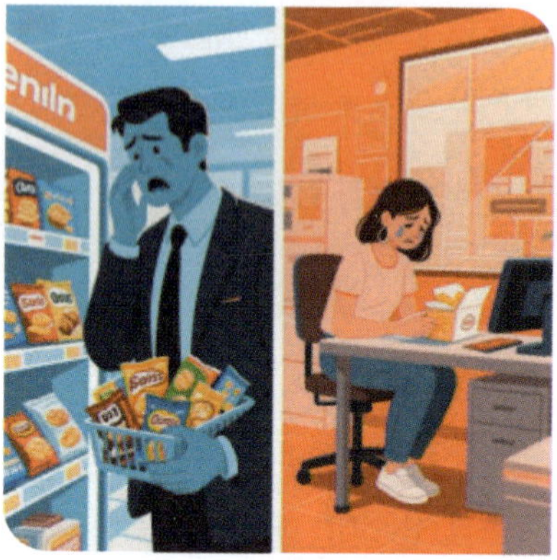

这种饮食行为的发生在她工作强度下降时明显减少，节假日也能控制，但只要恢复紧张节奏，她很快就会复发。

在接受营养心理干预后，专业人员协助她做出如下调整：

每天下班前 5 min 进行“情绪状态自评”，将情绪从食物行为中分离。

使用“进食情绪记录卡”，识别“不是饿但想吃”的时段。

替换别的方式放松情绪：进行精油手部按摩、聆听舒缓音乐、拨打朋友电话等。

养成良好进食习惯：每一口都细嚼慢咽、意识清醒。

两个月后，她体重下降 2.5 kg，更重要的是她自述“吃的每一口我都知道为什么，而不是不知道怎么又吃完了”。

案例二

小杜，29 岁，教育科技公司市场主管，过去两年多次减重尝试失败。每一次失败的原因都如出一辙：只要某一天吃多了一点，或没完成当天计划的运动量，他就会“全盘放弃”。

他的典型逻辑是：周一严格执行饮食计划，周四因加班点了外卖，就认为“这一周计划全毁了”，于是开始放飞自我，整周暴食，计划推迟到“下周重新开始”。

在心理师帮助下，他意识到自己长期受到“极端化认知”的影响，把每一次轻微偏差都视为“减肥失败”，并因此对自我能力产生否定。

他的调整方案包括：

每天记录“完成了什么”，而非“做错了什么”。

设立“缓冲区思维”：允许 5% ～ 10% 的计划偏离。

用“进展日历”替代体重秤，每天勾选是否做到关键行为（如喝水、睡足、记录饮食）。

开展“放松周计划”：每月有一周不设体重目标，只关注状态调节与饮食自由感。

每次遇到偏差时使用反问句：“这真的意味着我失败了吗？我能从中学到什么？”

三个月后，他不但成功下降了 3 kg，更重要的是，他第一次连续坚持了一整季度的饮食记录计划，并开始对“控制”和“调整”有了不同理解。

小结

以上两种案例有着一个共同点：他们的体重波动，并不是因为“自律太差”，而是因为心理认知未被调整。

一个人若无法分辨“身体饥饿”与“情绪饥饿”，就很难用吃来解决真正的问题；

一个人若将“一次偏差”视作“完全失败”，就无法完成长期行为的积累。

减脂路上，不是“最努力的人”赢，而是最懂得与自己和解的人走得更远。

04 现实指南：拆解你的“情绪减脂陷阱”

很多人以为，减肥的核心是管理卡路里，但更深层的真相是：你必须先管理自己的情绪系统，才能真正掌控行为习惯。

本节为你呈现三类常见心理干预路径，帮助你在情绪不稳定、自我否定、行为冲动、认知偏差等情况下，仍然可以“稳住生活节奏”。

情绪进食管理法：把“吃”变回满足营养，而非补偿心情

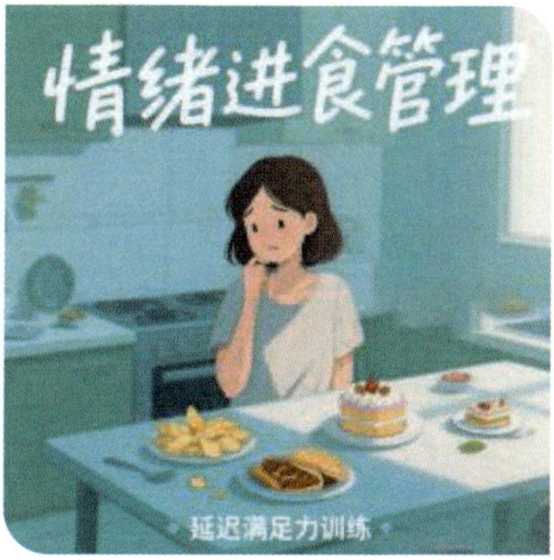

适用于：因情绪波动（如压力、孤独、烦躁）而进食，吃后易后悔。

操作方式：

每次想吃东西前，问自己五个问题：

（1）我身体真的饿了吗？

（2）我的情绪此刻是什么？

（3）有没有非食物的方式让我感觉更好？

（4）如果我现在不吃，会发生什么？

（5）吃完这东西，我会感觉更好吗？

尝试除了吃东西以外的方法，包括：洗热水澡、听一首喜欢的歌、写字涂鸦、给朋友发一条消息、出门绕楼走一圈等。每次情绪上来但不是真饿时，从中任选一项替代进食。

延迟满足力训练：从“立刻要”到“稍后更好”

适用于：习惯性“现在就要”吃喝的人群，控制不住欲望冲动。

操作方式：

① 10 min 暂停法

想吃某样不在计划内的食物时，先做一个非食物活动 10 min，如洗杯子、收拾抽屉、回顾日计划等。10 min 后再判断是否还想吃。

② 替代满足法

把自己常吃的“冲动食物”换成低奖赏却有满足感的替代品：

奶茶→自制无糖奶茶 + 燕麦。

薯片→少许坚果 + 粗粮饼。

甜品→冷冻水果 + 酸奶组合。

管理冲动不是压制欲望，而是为大脑争取更多反应空间。

打破“非全即无”困局：允许自己“做得不完美，但仍值得坚持”

适用于：因为一次“破戒”就中止减脂计划的人群。

操作方式：

每天写出自己“今天虽然没有做到……，但我完成了……”

例如：“虽然吃了甜品，但我坚持喝了 2 000 mL 水，走了 7 000 步。”

与其打卡“完美日”，不如连续记录“我至少完美做到了一件好事”的天数。例如连续 14 天都做到了“晚饭后不吃东西”，即为周期完成。

关键在于允许自己有中间地带，而不是只有成功或失败两种极端。

05

理念转变：减肥的起点，不只是改变身体，更是理解自己

当我们开始一场减脂计划时，第一件想到的事通常是：吃什么？练什么？怎么控住热量？

我们不断给自己下达命令：不要吃那块蛋糕、必须去跑步、体重一定要下降。

但很多人反复经历着这样一种隐形循环：

做计划→严格执行→一次破戒→内疚自责→放弃计划→重新开始→再次失败。

这不仅是一个饮食与运动的问题，更是一个心理模式的问题。

减脂并非只关乎“自律”，它还牵涉一个更基础的问题——你是否对自己足够理解、足够接纳、足够柔和地支持？

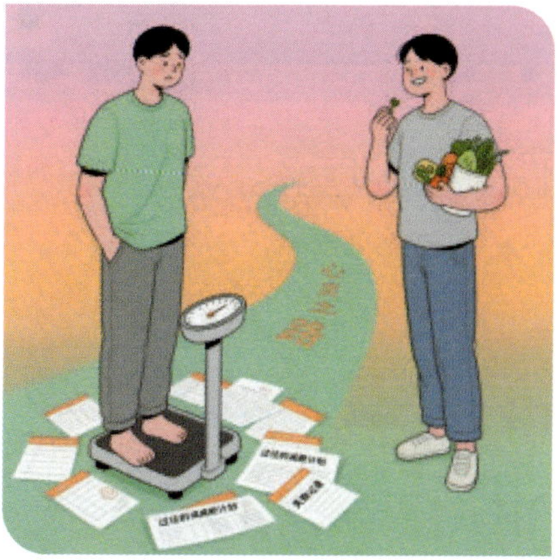

如果你习惯在情绪低落时找食物安慰，那说明你并不是软弱，而是过去太少有机会学会其他的情绪出口。

如果你一顿高热量就陷入放弃，那不是你没毅力，而是你的“失败定义”太过苛刻；如果你总是急着见成效，不是你太急躁，而是环境对“快速回报”的渲染让你很难停下来好好感受过程。

当这些心理模式没有被梳理清楚，你所做的每一个行动，都可能在反复中耗尽耐心；而一旦你开始看见这些“看不见的变量”，改变就从内在真正开始发生。

打卡手账

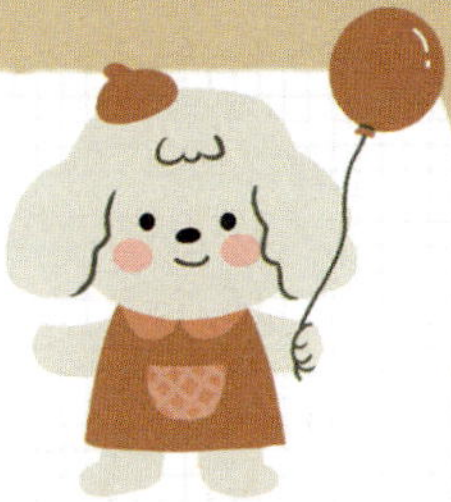

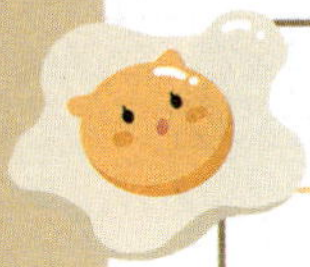

第六计

身体反馈计

——听懂身体发出的减脂信号

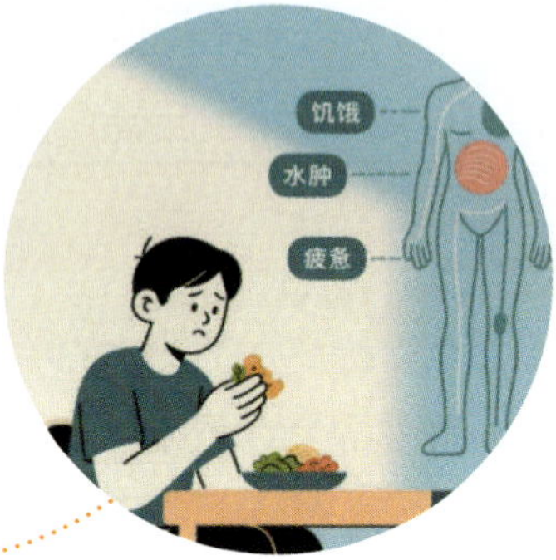

01 引子：为什么别人怎么吃都不胖，而你连空气都不敢吸？

有些时候你以为是“意志薄弱”，其实是身体在求助。

在减脂这条路上，大多数人都不是输在“决心”上，而是败在对身体反馈的误解里。我们太习惯将身体的各种反应，粗暴地贴上“拖后腿”“不配合”“不争气”的标签。于是，一旦身体出现饥饿、疲惫、水肿、情绪低落或体重停滞，我们往往选择两种极端反应：

一是继续压抑：更少吃、更猛练、更早起，试图用“狠一点”打赢这场看似“身体与意志”的战争。

二是彻底放弃：一顿暴食之后，内疚情绪吞噬一切努力，干脆破罐子破摔。

然而，真正聪明的管理者不是那个“死扛到底”的人，而是那个能看懂身体信号，并做出温和应对的人。

我们的身体不是没有理由地“变懒”，而是在用自己的语言发出信号，只是你还没有听懂。

本计将带你重新认识那些我们习以为常却经常忽略的身体信号：饥饿、水肿、疲惫、情绪波动与平台期。我们会拆解它们背后的机制，教你如何识别它们的含义，并在实际生活中建立一套识别—应对—修复的自我调节系统。

02 科学辨识：读懂身体的“代谢语言”，你才不会白努力

减脂并不只是外部行为的堆叠，更是一场与身体内部调节机制的合作。每一个你以为的“失控”，都可能是身体通过信号在向你发出请求。我们需要做的，是听懂这些信号，并理解它们背后的机制。

下面，我们将拆解五种最常见却最易被误解的身体反馈。

饥饿感：并不总是嘴馋，也可能是身体在喊“救命”？

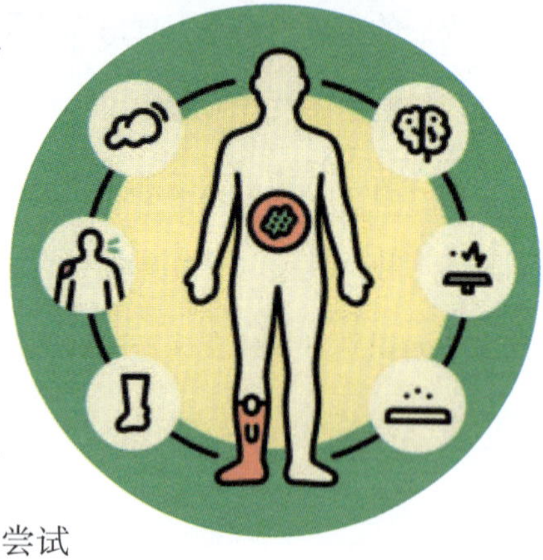

许多人在减脂过程中会经历饥饿感骤升的问题。尤其是在坚持低碳、低脂或一日两餐饮食模式时，傍晚和夜间的“饿得发慌”几乎成为常态。这种现象的出现，并不完全是意志力薄弱，而是身体通过生理机制在尝试自我保护，与两种激素有关：胃饥饿素在空腹时上升，促使你寻找食物；瘦素水平在热量摄入过少时下降，减少饱腹感。

在这种状态下，即使你还没饿到胃痛，身体的能量系统已经开始“敲警钟”。

因此我们需要区分常见的饥饿类型。

生理性饥饿：规律出现，与上一次进食间隔有关，伴有胃部轻微空虚感。

情绪性饥饿：常发生在压力后、情绪低谷期，偏向寻找高糖、高脂食物。

反弹性饥饿：前一日 / 前几日摄入不足，身体启动补偿机制，导致强烈进食欲望。

面对饥饿时，与其强行“扛过去”，不如优化每餐营养结构，保证蛋白质、粗碳水化合物和膳食纤维的平衡摄入。适当加一份“计划内加餐”远比“崩溃式暴食”对身体更友好。

水肿感：你不是变胖了，只是滞留了一些水

“我明明昨天吃很少，为什么今天体重反而多了 1 kg？”

这种突如其来的数字增长，常常让减脂者焦虑甚至否定自己的努力。但事实是正如前面第二计所提到的，这往往是水分滞留导致的水肿，而不是脂肪增加：长期高钠饮食（如咸味零食、加工食品）会引起细胞间液滞留；睡眠不足或作息紊乱会影响抗利尿激素分泌；女性在经期前后还会受雌激素和孕酮波动影响；久坐导致下肢血液与淋巴回流受阻。

日内体重波动在 1 ～ 2 kg 属正常范围。水肿并非体重控制的失败，而是提醒你该补钾、动一动、早睡觉了。这时应该多吃富含钾的食物（如香蕉、菠菜、牛油果），多站立活动，每晚抬腿 10 min，帮助水分代谢。

乏力感：你的燃料不足了，身体开启了省电模式

有些人明明没有做剧烈运动，也没有熬夜，却总是觉得“人很疲惫”“提不起劲”。这并不总是心理因素造成的，更可能是能量系统发出的节能信号。

当我们因减肥而长期热量摄入不足时，我们的身体会降低非必要能耗；脂肪摄入过低会使激素合成受限从而影响精神状态与代谢；碳水化合物不足则会造成大脑葡萄糖供给减少，出现注意力下降、反应迟钝。

尤其在减脂期间，如果餐餐清水煮菜、食物单一，极易造成“低能耗高压力”的状态。这时候疲惫不是你不够努力，而是你该加餐了。可以尝试在下午引入“轻能量加餐”：

一小把坚果 + 水果、半个全麦面包 + 鸡蛋等；保证每餐碳水化合物不缺位，尤其早餐，避免全天陷入能量匮乏，具体的饮食对策我们将在接下来进行详细介绍。

情绪波动：不是心情差，是身体状态在失衡

前一计我们告诉了你情绪与减肥的关系，那么你是否经历过“越节食越易怒”“越努力越情绪不稳”？这并不只是心理抗压能力下降，也可能是身体激素系统在被打乱。当我们过度节食时，瘦素下降会导

致情绪稳定性降低；碳水化合物缺乏会降低血清素合成量；而压力过大造成的皮质醇升高最终表现为食欲增加与焦虑加剧。此外，女性还可能因为雌激素波动，在经期前后出现情绪不稳、暴食倾向等现象，详见月经周期计（第二十一计）。

情绪失控不代表减脂失败，它只是表明你的能量–激素系统正在承压。尝试增加“非热量型”的情绪调节方式，如冥想、听音乐、户外散步。

平台期：不是减脂无效，是身体在“自我保护”

许多减肥科普都提到过平台期这一概念，平台期是指当人体为了控制体重而减少食物摄取一段时间后，即使坚持运动，出于对身体的保护，身体也会自发地做出调整，降低基础代谢率，减少能量的消耗，促使能量的摄入与消耗达到一个新的平衡状态，此时，体重就很难持续下降了，这种情况被称作减肥的平台期或停滞期。这一时期往往是减脂过程中最令人焦虑的。明明饮食和运动都没变，体重却开始“原地踏步”。这并非努力无效，而是你的身体正在重新设定节能策略，等待确认你是否要长期改变。这时不宜突然加大运动强度或进一步减少热量摄入。建议使用“反周期策略”，即增加一天热量摄入或转换运动方式，给身体信号：“我不是饥荒，是新常态。”

03 生活案例：被忽略的身体信号

案例一

小陈是一名 35 岁的市场总监，她从大学时期开始体重就保持在 50 kg 以内，但近两年因为升职压力、作息紊乱，体重悄悄上涨。她决定开始“管住嘴”，用的是“白天少吃、晚上不吃”的策略：早餐只有一杯咖啡，中午吃个低脂沙拉，晚上则尽量只喝水。

在减重前期体重迅速下降了 1.5 kg，但从第二周起，她出现了明显的“晚间饥饿发作”：每晚 10:00 左右开始难以控制地想吃东西，不是想吃饭，而是想吃甜的、咸的、高热量的“满足型食物”。

她并没有意识到，这种“深夜暴食冲动”其实是她身体在发出强烈的能量补偿信号：

白天摄入过低，瘦素水平持续下降；情绪压力带来皮质醇升高，促进“寻求热量”的行为冲动；睡前体温降低、激素节律紊乱，加剧饥饿感错觉。

在医院营养师的建议下，她调整了饮食结构：早餐加入了复合碳水化合物（如全麦面包）与蛋白质；午餐保持营养平衡；晚餐不再清空，而是控制总热量同时补充蔬菜 + 优质蛋白质。

一个月后，她的“暴食感”显著减少，体重虽然只减少了 0.5 kg，但身体状态轻盈、精神稳定，“终于感觉身体是在和我合作，而不是和我对抗”。

案例二

小林是一名科技企业的产品经理。他制订了一套自律严格的生活计划：每天早起健身 45 min，午餐固定摄入热量控制在 500 kcal 以内，晚餐精简至蔬菜 + 蛋白质，定期称重，体脂记录严格。

起初 3 个月效果显著，体脂率从 23% 降到 18%。但从第 4 个月开始，他发现体重再无变化，精神状态也越来越低沉，容易疲惫、注意力涣散。起初他以为是工作压力大，便增加了咖啡摄入和训练强度，甚至尝试过“周末断食”，但收效甚微。最终在一次功能性体检中，他被评估为：基础代谢率下降；睡眠周期紊乱；瘦素与甲状腺素水平较初期明显下降。

这些指标表明，他其实已经陷入了“功能性平台期”——身体在能量持续不足和强压下启动了“节能模式”。

他的调整方案：每周设两日“放纵日”，允许自己吃欺骗餐，热量不设限，但仍保持营养均衡；训练强度下调 20%，加入更多伸展和低强度活动；每周仅测一次体脂，取消每日称重。

在放松策略实行一个月后，他虽然体脂率下降幅度不再明显，但基础代谢率回升，精神状态明显好转。他说：“以前我只追着数字跑，现在我开始感受身体系统给我发出的信号。”

04 现实指南：与身体建立“感知—评估—应答”的协作机制

减脂从来都不是线性下行的过程，而是一场“持续协作”的旅程。

如果你无法读懂身体发出的信号，那么哪怕你执行再精准的计划，最终也很可能“违背了身体的意愿”，在某个时间点被反弹、疲惫或情绪拖垮。

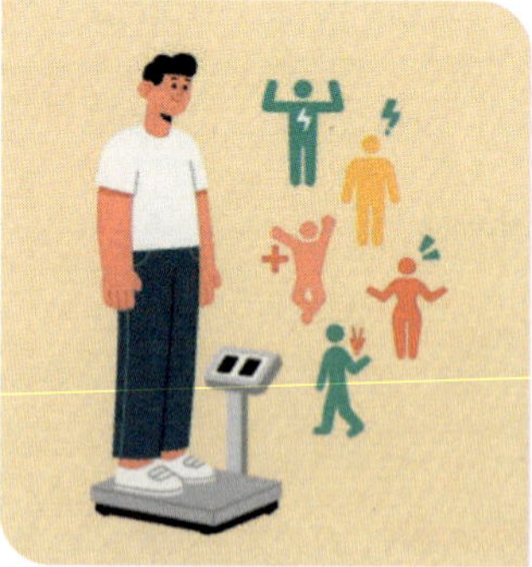

本节将帮助你构建一套简单却有效的“感知—评估—应答”三步法，让身体反馈成为你的行为指引。

感知：识别五类常见身体信号

第一步，是能“察觉”到身体在发出信号。

以下是五类典型信号的生活化表现清单（表5），你可以打印出来贴在桌前，作为每日自检参考。

表5 常见身体信号及身体潜在状态对照表

身体反馈类型	日常表现	身体可能在说什么?
饥饿感	经常在深夜突然强烈想吃甜食；饭后不到2h又饿了	你的三餐营养结构失衡，可能碳水化合物不足或蛋白质量过低
水肿感	起床后眼皮/脚踝浮肿，下午穿鞋感紧绷	盐摄入高，久坐过久，激素节律紊乱
疲惫感	即便睡够也感到无力，注意力不集中	热量摄入过低，训练负担过大，碳水化合物摄入不足
情绪波动	饥饿易怒，晚上烦躁，焦虑时特别想吃东西	碳水化合物摄入不足，压力皮质醇升高，低血糖
平台期	饮食运动不变，体重不减，精神状态差	可能触发“代谢保护机制”，需要调整周期性

评估：建立“反馈分类模型”，用数据支持判断

我们常常误把“感觉”当成“事实”，因此下一步是建立结构化的评估方法。你可以尝试使用以下三问模型：

这是真的生理反馈，还是心理投射？

如：你是真的饿了，还是压力大想吃点甜的？

这个信号出现的频率与时机？

是每天固定时间段出现（如下午 3:00 饿），还是偶尔失控？

它是否有可追踪的前因？

是否和前一餐食物结构、前一天睡眠、当前工作压力有关？

应答：身体反馈调节五步法（表 6）

表 6　身体反馈调节方法对照表

信号	第一反应	核心建议	错误应对
饥饿	停下来判断是生理的还是心理的	优化三餐结构	强忍饥饿或直接禁食
水肿	排查前一日饮食 / 睡眠 / 久坐	低钠 + 补钾 + 轻活动	吃利尿药、盲目节食
疲惫	检查热量 / 睡眠 / 节律	补碳水化合物、增能量密度	加咖啡、硬撑训练
情绪	区分是情绪性的还是身体性的	情绪记录 + 替代行为	吃零食转移情绪
平台	分析是否“节能模式”	饮食周期 + 训练调换	加大训练量、节食

05 理念转变：理解，是与身体最好的配合

在过去的观念中，减脂似乎是一场“自律对抗本能”的持久战：饿了就要忍，累了也要练，水肿就再清淡一点，情绪波动就归咎为“心态不够稳”。我们接受了太多类似的训导，把每一次身体的反馈当成了失败的信号，把每一次“想吃”“不想动”看作意志力崩塌的前奏。

但如果你一路读到这里，应该已经意识到：身体从未与你为敌，它只是没有被好好听懂。

饥饿感不一定是你“嘴馋”，而可能是身体对能量不足的理性反馈；水肿未必是“吃多了”，而可能源自盐分摄入、久坐和激素节律波动；疲惫也不总意味着你偷懒，更可能是代谢系统在告诉你：“燃料快用完了。”

我们太习惯用计划、控制、限制去“塑造身体”，却很少用倾听、回应、调整去“协助身体”。

但真正可持续的减脂，并不来自强压，而来自合作。

当你开始记录身体的反馈，不再用体重秤的数字否定每一天的努力；当你面对深夜的饥饿学会判断“这是真饿了，还是我累了”；当你不再用暴食来压抑情绪，而是愿意坐下来和自己对话五分钟——你

已经完成了从“压制者”到“协作者”的转变。

你不再是一台“要通过执行来驯服身体”的减脂机器，而成为一个对身体有理解、有耐心、有连接的主人。而这个主人知道：所有反馈，都是身体发出的“合作邀请”；所有调整，都是你对它的正确回应。

现代健康管理不再追求“数字压制”和“极限达标”，而是强调节律、感知与个体节奏的平衡。在饮食、运动、作息之外，“身体语言解读力”将成为决定健康走多远的新核心能力。

你要训练的，不只是肌肉与耐力，还有对自己身体的感受力、判断力与调节力。就像再好的导航系统，也需要驾驶员时刻关注路况并做出微调；再科学的减脂计划，也需要你不断校准身体状态并灵活应答。因为身体不是一个“按下计划就自动执行”的程序，它是一个有记忆、有节律、有情绪的复杂系统。而对于复杂系统最好的管理方式，从来不是压制，而是理解。

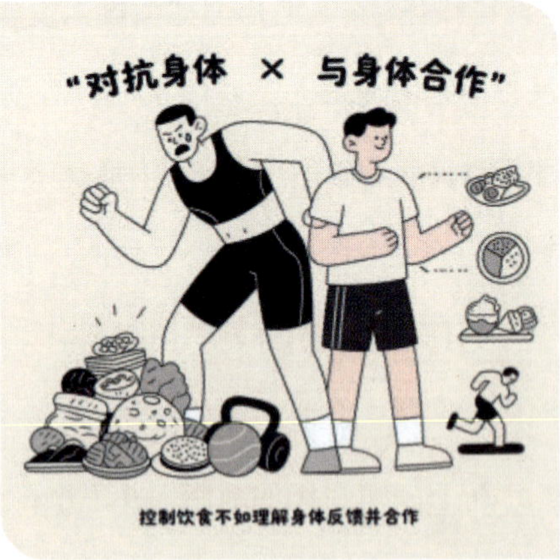

打卡手账

第七计

食物分级计

——好食物与坏食物真的存在吗？

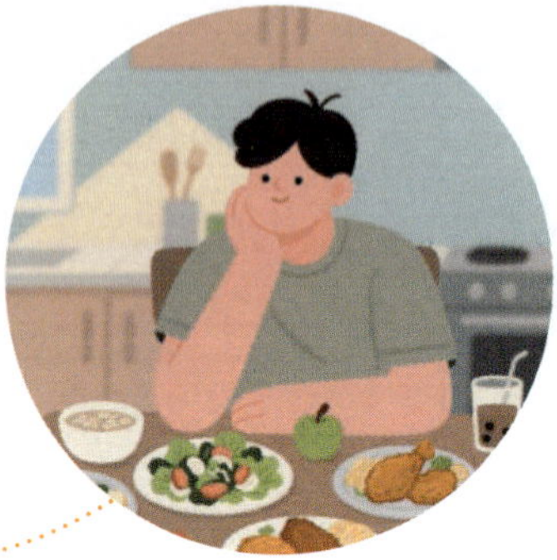

01

引子：被“好食物 vs 坏食物”洗脑的我们

“我明明午饭吃得很干净，结果下班没忍住点了杯奶茶，怎么又破功了！”“我早上吃了个鸡蛋灌饼，一整天都觉得内疚。”

“巧克力居然能减压？这一定是假的吧……”

这类对话，你是否听得耳熟？或者，你正是那个每吃一口“被定义为不健康”的食物，就满是罪恶感的人？

在现代营养认知中，许多人陷入了“非黑即白”的饮食思维：燕麦是“好”的，炸鸡是“坏”的；水煮菜是“干净”的，奶茶是“毒药”；只要我吃了“坏食物”，那今天的减脂就前功尽弃了。于是，我们的饮食开始被“标签”统治。

营养 App、社交平台、短视频博主们层出不穷地将食物划分为两类：要吃的（好食物），和不要吃的（坏食物）。

看起来很简单直接，对吗？但实际上，这样的分类方式，不仅掩盖了食物真正的营养逻辑，也让我们陷入了不必要的焦虑。

事实上，世界卫生组织、哈佛公共卫生学院等主流营养研究机构，早已不再使用“好坏食物”的二元思维。相反，他们更强调“饮食模式”和“整体结构”对健康的影响。

一个食物是不是“好”，不是看它某个成分是否健康，而是看它出现在你的生活中，是帮助你，还是困住你。

更重要的是，现代营养学也逐渐强调个体差异——对你来说可能是良药，对他人也许就是负担。

在这一计中，我们将拨开“好坏食物”神话的迷雾，从营养密度、加工等级、食用情境与个体状态等多个维度出发，重新认识食物，重建我们与吃之间的关系。

不是告诉你“不许吃什么”，而是让你理解“吃了会发生什么”。

02 科学辨识：食物的“好坏”要看维度

在“吃”这件事上，大多数人都喜欢二元对立的判断：“这个食物到底好不好？”“吃这个会不会发胖？”我们总想快速找到一个可以遵循的答案，用“好”“坏”去给每一样食物贴上标签，然后放心地吃下去，或者痛苦地放弃。

然而，营养学是一门不讲“绝对对错”的科学。在现代营养科学中，并不存在绝对的“好食物”或“坏食物”，只有是否适合你、适合当下，以及是否合理搭配。“吃什么”从来不该脱离“吃的目的”“吃的频率”“吃的情境”。

那么，到底该如何判断食物的优劣？这就要引入营养学中更加科学且被国际认可的四大维度，即营养密度，能量密度，食用时机与搭配，情绪连接。

营养密度：每一口食物“值不值”

营养密度（nutrient density）是指单位热量中含有多少身体需要的营养素，比如蛋白质、膳食纤维、维生素和矿物质等。营养密度越高，代表你吃进去的热量越“值”。

举个简单例子：一杯 240 mL 的原味脱脂牛奶，约有 80 kcal，含有 8 g 蛋白质、300 mg 钙，还有维生素 B_2、B_{12}；同样热量的可乐，除了糖分，几乎没有任何维生素或矿物质可言。

这就像职场中一样：你花同样的时间上一个培训班，学到干货的才是真“值”；填鸭式复制粘贴，花钱还掉头发的，就是“低回报”。

营养密度高的食物，虽然不一定低热量，但对身体更有营养回报，是最值得优先选择的。

能量密度：你吃得有多快“爆表”

能量密度（caloric density）是指单位质量的食物含有多少卡路里。

比如：100 g 的西蓝花，热量约为 30 kcal，你需要吃两大碗才能撑到一顿饭；而 100 g 的炸鸡，热量可能接近 300 kcal，只需几口就达标了。

高能量密度食物通常都体积小、热量大、饱腹感差、易过量，比如薯片、蛋糕、奶茶等。这些食物最容易在你“无意识”中积累出超出每日所需的热量。这就像会议期间的“点心陷阱”：一个蛋挞不过几口，却可能抵上半顿正餐。

控制能量密度，是减脂过程中比“控制饮食量”更有效的策略。

在2010年由巴西公共卫生学院提出并逐渐风靡全球的NOVA食物分级系统中，所有食物被划分为以下四类：

- 第一类 》未加工或轻微加工食物（新鲜果蔬、谷物、原味坚果、鸡蛋）
- 第二类 》加工食材（植物油、糖、盐等用于烹饪的原料）
- 第三类 》传统加工食物（罐头鱼、腌肉、酸奶、发酵豆制品）
- 第四类 》超高度加工食物（食零食、香肠、能量棒、瓶装奶茶、蛋糕等）

越靠近第四类，加工程度越高、添加剂越多、营养越容易流失、成瘾性也越强。你吃的是饼干、香肠，还是把自己吃成了“工业原料回收桶”？尤其对于职场人来说，超加工食品是加班路上最常见的诱惑，但它们往往也是卡路里爆表的元凶。减少摄入超加工食品的频率，是提升整体膳食质量的“快速通道”。

食用时机与搭配：你怎么吃，比吃什么更重要

同样一碗米饭：如果你早上刚锻炼完后食用，能迅速补充机体消耗的能量，有助肌肉组织修复；如果你晚上11:00久坐着不动时进食，

过剩的能量则可能转化为脂肪，成为堆积在腹部的“负担”。

同一个食物，不同的人、不同时间、不同搭配，营养表现大不一样。比如：牛奶对多数人是好物，但对乳糖不耐受者却是腹胀“炸弹”；燕麦对血糖稳定人群有益，但如果加糖加奶后热量暴涨，就失去了“健康”本意；坚果富含不饱和脂肪酸，但过量摄入易超标，每次不应超过一小把。

食物不是独立存在的，它始终需要结合“你是谁 + 你为什么吃 + 你何时吃”来做判断。

情绪连接：你对它的感觉，影响你对它的定义

这是第四维，也是最被忽视的一维。很多人对某些食物有“情绪绑定”——巧克力 = 安慰；泡面 = 深夜孤独的陪伴；蛋糕 = 放松信号。这种感情维度，有时比营养维度更强烈。

如果我们一味将某类食物“妖魔化”，反而可能加剧“暴食—自责—节食”的恶性循环。

所以你要做的，不是强硬拒绝所有高热量食物，而是学会“理解”和“安排”它们的角色。

03 生活案例：你每天在吃的“伪健康食物”

“我已经很注意了，怎么还瘦不下来？”

在营养咨询中，这是最常见的提问之一。很多人以为自己吃得已经很健康——不吃炸鸡、不喝奶茶、爱喝酸奶、天天带粗粮饼干上班……但体脂率却依旧坚挺，甚至默默上升。

问题常常出在一个被严重低估的现象上：伪健康食物陷阱。

所谓“伪健康食物”，指的是那些看起来健康、听起来营养，实则暗藏高糖、高油、高钠，甚至高热量的加工食品。它们披着“健康”“轻食”“低脂”的外衣，却在成分表里藏着一堆让你长胖、失控、升糖的“真相”。

以下几个案例，或许你已经每天都在吃：

低脂酸奶 ≠ 减脂良品

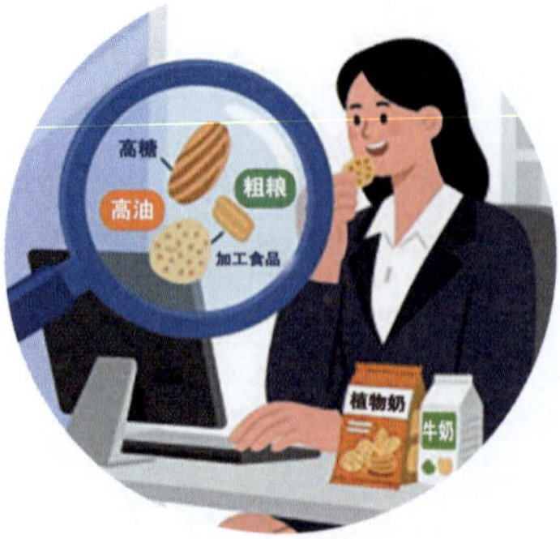

超市货架上琳琅满目的“低脂”“0脂肪”酸奶，看上去是减脂好搭档。很多职场人早饭来不及，就抓一瓶酸奶当代餐。但是你注意过营养标签吗？

有些低脂酸奶糖含量高达 10 g/100 mL，甚至超过可乐。这意味着你喝下一杯酸奶，相当于吞了两三块方糖。更糟糕的是，这种“液态糖”不具备饱腹感，很容易在短时间内诱发下一轮饥饿。

科学替代法：选择“原味无糖酸奶”，自己加入新鲜水果、奇亚籽、坚果，不仅营养丰富，还能控制糖量。

粗粮饼干 ≠ 健康零食

“粗粮”一词令人安心，“饼干”带着便捷愉悦感，合起来就是办公室常见“减脂神器”。但你真的读过它的成分表吗？

绝大多数“粗粮饼干”的主要成分依然是小麦粉、植物油、麦芽糖浆、添加香精，所谓“粗粮”可能只是添加了几克燕麦粉，膳食纤维含量少得可怜。

而且这种饼干通常经过反复烘烤、糖油调和，属于高度加工食品的一种，不仅升糖速度快，还易激发食欲，让你“一不小心吃过量”。

科学替代法：用真正的杂粮代替零食，如煮熟的玉米、小红薯、杂粮饭团，或挑选成分干净的“全谷物原料第一”的压缩饼干。

植物奶 ≠ 天然健康

植物奶（如燕麦奶、椰奶、豆奶等）这些年越来越受欢迎，很多人用它替代牛奶，认为“更轻盈”“更天然”。

然而，你看过配料表吗？

市面上多数植物奶在加工中加入了糖、乳化剂、稳定剂、增稠剂，糖分一不留神就超过了推荐摄入。而且很多植物奶蛋白质含量极低（<1 g/100 mL），与牛奶根本无法相提并论。你以为自己喝的是“补给”，其实只是“液体淀粉”。

科学替代法：优选“无糖＋强化蛋白＋添加钙”的植物奶；如果乳糖不耐，考虑乳糖酶分解牛奶或脱乳糖牛奶。

健康能量棒 ≠ 代餐佳选

包装小巧、口味多样的能量棒是很多通勤族、运动族的“应急粮”。它们往往宣称“高蛋白”“高膳食纤维”“控制热量”，看起来十分“专业”。

但实际上，这类能量棒往往加入大量糖醇、人工甜味剂、代糖、高度膨化谷物、氢化植物油，其加工水平和配方复杂度几乎与糖果无异。

有的“健康能量棒”，热量直逼 300 kcal，吃一根顶半顿饭不止。长期当作减脂主力，结果反而导致代谢紊乱。

科学替代法：自己做简易“坚果燕麦棒”，或选择配料精简（控制在 5 种以内）、无添加糖的天然坚果棒。

果汁 ≠ 水果

“我不爱吃水果，但我每天喝鲜榨果汁呀。”——这是一句让无数营养师沉默的话。

果汁（尤其是 100% 纯果汁）听上去好像没毛病，但问题在于：果汁脱离了膳食纤维，升糖速度远高于整果；果糖浓度高，肝脏代谢压力大；一杯橙汁通常需要 3～4 个橙子榨取，但你平时会吃下这么多吗?

更重要的是，喝果汁不如吃水果来得饱，容易过量摄入，让你“越喝越饿”。

科学替代法：优先整果摄入；如需液体形态，考虑少量 + 加水稀释 + 搭配蛋白质食物。

小结：你吃的真的“健康”吗?

伪健康食物的危险之处，不在于它“垃圾”，而在于它“披着健康的外衣”。正是因为你觉得它“看起来没问题”，才会在不自觉中频繁食用。

减脂最怕的，不是偶尔放纵，而是每天都以为在控制，其实每天都在“错吃”。

下一部分，我们将进入实用主义阶段：真正教你“怎么选、怎么搭”，让分级饮食在职场中落地执行。

04 现实指南：职场饮食分级实用术

如果说前面几节帮助你“认清了食物”，那么这一节要做的，就是教会你“怎么选、怎么吃”。尤其是在职场这种快节奏、高压力、高依赖便利饮食的环境中，“科学分级饮食”不是标语，而是一种必须练成的生活技能。你不需要顿顿清水煮菜，也不必天天自带便当。你需要的，是一套灵活、清晰、适应现实的选择系统。

吃前一问：这顿饭，是“补充能量”还是“调节情绪”？

职场饮食最容易被忽略的一个问题是：你吃饭的动机是什么？

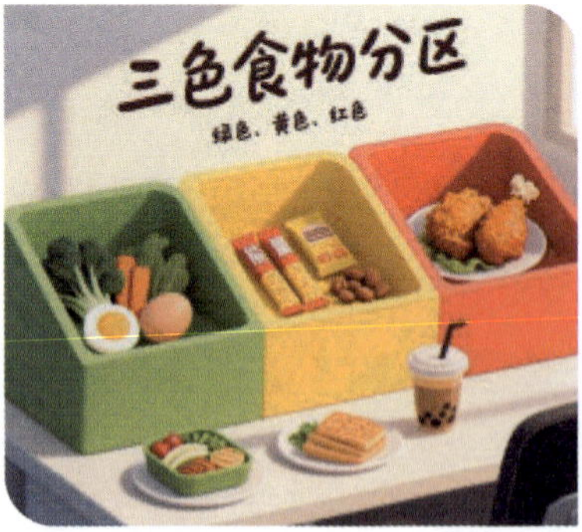

有时候你是真的饿了，有时候你只是“想吃点什么”，缓解压力、打发无聊、拖延工作……而这正是“乱吃”“多吃”的起点。

吃前自问一句：“我是身体饿，还是情绪饿？”

只有真正识别动机，才能做出更合适的选择。

食物三色分级法：一眼识别优先级

为方便操作，我们借用饮食干预常用的“交通灯食物分级法”进行简化（表7）。

表7　食物分级及食用建议表

食物类别	建议频率	示例	备注
绿色：优选	每天可吃	鸡蛋、豆腐、原味酸奶、绿叶蔬菜、水果、全麦面包、糙米饭	加工少、营养密度高
黄色：适度	每周1～3次	粗粮饼干、能量棒、调味坚果、含糖饮品、谷物棒	配料干净即可适当吃
红色：限量	尽量避免	油炸快餐、甜品蛋糕、奶茶、膨化食品、加工肉制品	高糖高油高加工风险

这张表不是限制你“不能吃什么”，而是提醒你如何分配频率与场景。

工位上的轻食搭配策略

对于“吃饭时间少、外卖选择少”的职场人来说，学会搭建一个“健康工位零食角”，堪比拥有了一个饮食续航充电站。

工位轻食组合建议：

主食类	即食糙米饭、杂粮饭团、玉米棒、黑麦面包
蛋白类	原味无调味坚果、鸡蛋、低温牛肉干、即食豆腐块
蔬果类	小番茄、小黄瓜、水果干（无糖）、即食海带丝
饮品类	无糖豆浆、原味酸奶、淡盐水、冷泡茶

温馨提示：提前一周批量准备或在周一统一采购，是坚持的关键。

外卖点单分级策略：别再点错了！

外卖不可怕，可怕的是不懂怎么“拆解菜单”。

外卖选择技巧：优先顺序：便当类 > 蒸煮类 > 沙拉类 > 面点类 > 奶茶甜饮类判断标准：

蛋白质	有没有“主菜”？鸡蛋、鱼虾、豆腐、鸡胸肉等
加工度	是不是“复合加工”？（炸排、酱肉、香肠等要避开）
配比合理	有主食 + 蛋白 + 蔬菜吗?

饮食思维升级：不是全都吃对，而是尽量少吃错

别让“完美饮食主义”击垮你的减脂信心。

你不需要顿顿完美。你只需要在每天吃的几十口里，努力让更多一口是“对的方向”。

记住以下减脂饮食五字心法：“减错口，多对口。”这比“完全不吃油”“拒绝一切零食”更真实、更长期、更可持续。

小结

职场饮食不能只靠意志力，它需要系统化的分级策略来支撑：用三色分级法判断吃什么；用“预留空间”原则处理应酬和临时吃；用真实的时间、场景、情绪做搭配。

你不必成为营养师，但你可以成为自己身体的饮食管理者！

05 理念转变：与食物和解，而非对抗

在减脂这条路上，我们常常以为自己在和脂肪作战，实际上，我们更常陷入的，是和食物的“冷战”。

每天计算卡路里、查食物热量、翻配料表、设闹钟喝水、躲避聚餐邀请……你是否也经历过这些“看起来很努力”，但心里却越来越疲惫的减脂过程？你不是在减肥，而是在和自己较劲。

我们被各种“好食物”“坏食物”的标签裹挟，以为不吃某种东西就会变瘦，吃错一口就前功尽弃。我们学了很多“吃的知识”，却慢慢丢掉了“吃的感受”。

减脂，从来不该以食物为敌，而是以自己为友。

饮食，不该是羞耻与补偿之间的拉扯

很多人都有类似的心理循环：吃了蛋糕→自责→运动加倍→第二天节食→控不住又暴食→再自责……

这被心理学称为“饮食罪恶感－补偿行为循环”，长期处于这种循环中，不仅影响减脂效率，更会破坏你对身体信号的感知，产生持续性焦虑。

如果你每次吃东西，都背着负担和道德审判，那这个过程就不再是营养的补充，而是心理的消耗。改变从一个念头开始：吃不是错误，吃是生活。你不需要为吃下一口蛋糕而赎罪，也不该把“吃得干净”当成道德优越感。

减脂不是“吃得少”，而是“吃得明白”

你听过最毁人的一句减脂建议是什么？

“那你就少吃点。”但问题是：少吃不是方法，明白才是。你可以吃得很少，但吃得全是高糖高脂的“空热量”；也可以吃得不算少，但食物结构合理、蛋白质足、蔬菜够、加工少，身体反而稳定燃脂、长久饱腹。现代减脂饮食讲求的，是“营养均衡 + 能量控制 + 个性匹配”。不是饿出来的瘦，而是调节出来的轻盈。

你需要的是策略，而不是节制。

每个人都值得一个“灵活饮食系统”

真正的长期减脂成功者，身上几乎都有一个共同点：不是“控制力强”，而是“系统思维强”。他们不是永远不吃高热量食物，而是懂得在不同的情境中切换策略：工作繁忙时可以准备备餐清单 + 便利食品搭配组合；节假日聚会时提前吃正餐、现场少饮酒、专注社交而非美食；当自己情绪波动时则吃点喜欢的东西，但不批判自己。

他们理解：减脂不该是“一时做对”，而是“一直可做”。他们吃下的不只是食物，更是一种对自己身体与生活的尊重。

和食物和解的起点：放下完美主义，建立弹性系统

你可以有“减脂目标”，但请别用“完美饮食标准”来折磨自己。允许偶尔吃夜宵，允许旅行时享受美食，允许下班后来杯奶茶

——这不是放纵，而是赋予自己心理弹性。更重要的是：当你允许食物出现时，你才有可能真正学会“怎么安排”。

你不再是一个被规则追赶的人，而是那个掌握规则、调整节奏、享受变化的人。

饮食的最终目标，是成为你身体的朋友。你不必做食物的奴隶，也不需要做食物的法官。你要做的，是食物的主人。你可以决定什么进来、什么出去；什么时候吃、吃多少；你也可以决定吃的背后，不只是减脂，更是情绪的平衡、生活的节奏，以及自我价值感的建立。

“食物没有好坏，只有适合不适合；减脂不是处罚，而是关照。”

愿你在这场饮食旅程中，不是学会控制自己，而是学会善待自己。

打卡手账

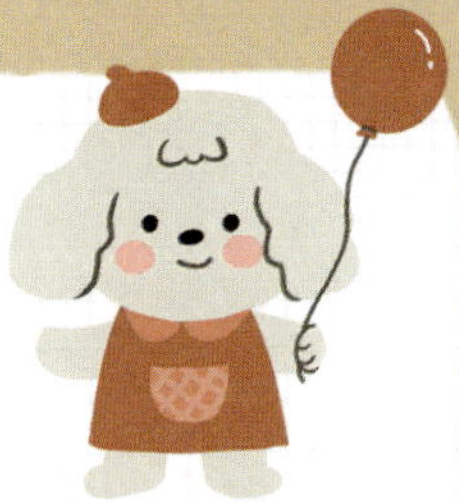

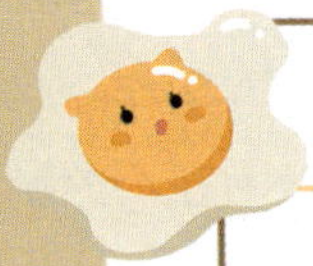

第八计

控糖减脂计

——甜蜜的陷阱

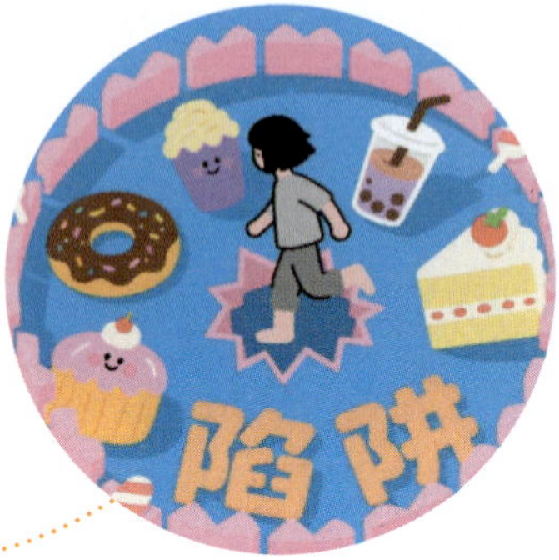

01

引子：

为什么糖让人“上瘾”？但又如此难戒？

“我不怎么爱吃糖，就是奶茶离不开。”

“本来晚饭已经吃得很健康了，但就是想来一点甜点。”“这周已经很辛苦了，吃一块蛋糕不为过吧？”

“吃糖的时候很满足，吃完之后又有点后悔。”

几乎每一个认真开始减脂或控制饮食的人，在某个阶段都会被“糖”这一问题反复困扰。

糖的魔力，不仅在于它能瞬间唤起愉悦的味觉体验，更在于它激活了大脑中的奖励系统——多巴胺释放所带来的“幸福感”，会让人一再渴望重来一次。

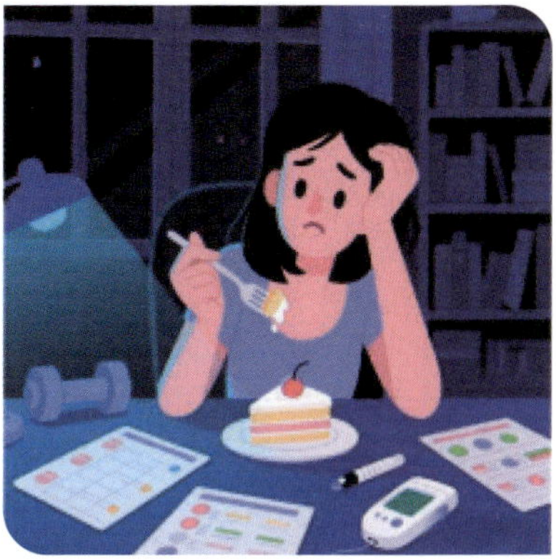

我们吃的不只是甜味，更是压力之下的安慰、疲惫时的慰藉，以及对生活掌控感短暂缺失时的一种补偿。

这正是“糖上瘾”的本质：不是因为我们贪吃，而是因为我们习惯了用糖来完成情绪调节。研究发现，高糖饮食可以激活大脑的奖赏通路，促使多巴胺迅速释放，形成“吃糖—愉悦—再吃糖”的行为回路。当这种回路反复强化，个体便可能逐渐失去对甜食摄入的控制，产生近似成瘾的行为表现。

与此同时，长期摄入高糖饮食还会导致血糖大幅波动。当我们摄入大量糖分时，血糖迅速升高，胰岛素随之分泌，帮助身体储存多余糖分。这个过程中，一部分糖转化为脂肪，另一部分则会因为胰岛素反应过强而导致血糖快速下降，从而产生“假性饥饿”与疲劳感。

这也就解释了——明明刚吃完一块蛋糕，却不到两小时又想再来一份甜食。明明知道果汁含糖量高，却还是在加班时想“喝点甜的缓解一下”。

这不是单纯的“意志力不足”，而是一个由代谢机制、激素反应与心理驱动共同形成的复杂闭环。更复杂的是，糖并不像我们想象中那样容易识别。它不仅藏在明显的甜食中，也隐藏在许多“看起来很健康”的食品中，比如低脂酸奶、全麦面包、果汁饮品、即食麦片、能量棒……许多产品即使标注“无蔗糖”，也可能通过果葡糖浆、麦芽糊精、浓缩果汁等形式补充“甜味来源”，使得摄入者在不知不觉中超标。

于是我们陷入一个“吃着健康食品，却摄入大量糖”的误区中。这正是本计标题中“甜蜜的陷阱”所指——糖不只是甜，更是一种生活结构中的“隐性干扰力量”。

但我们并不主张将糖“妖魔化”，也不支持极端的断糖饮食。现代营养学的观点是明确的：人体并不需要“添加糖”，但完全戒断糖并不现实也不必要。关键在于识别结构、控制频率、理解背后的成瘾机制与营养作用，从而建立合理的摄入边界。

所以，我们更希望你能成为一个“有判断力的吃糖者”——

你可以选择吃，也可以选择不吃。

你知道什么值得摄入，什么只是口感陷阱。

你能在想吃的时候吃得不慌，在该停的时候收得干脆。

接下来我们将从糖的本质讲起，带你揭开它的结构密码、代谢逻辑和健康影响，再深入日常生活场景，为你提供科学且可操作的控糖策略。

糖从来不是问题本身，对它的无意识、无结构、无节制，才是真正的陷阱。

在日常生活中，“糖”是一个再普通不过的概念。但在现代营养学中，糖却是一个结构复杂、代谢路径多样、作用影响深远的营养因子。如果我们仅凭“味觉甜不甜”来判断糖的存在，显然是不够的。要真正做到控糖，就必须先了解糖的本质。

02 科学辨识：关于糖的真相，远比你以为的复杂

糖的种类：从“甜”到“代谢结构”的多维认知

营养学上所说的“糖”包括多种类型。广义上，它们属于碳水化合物的一部分，而狭义的“糖”，通常指的是可被快速吸收、影响血糖和胰岛素水平的单糖和双糖。

我们可以将常见糖类分为以下几种类型：

（1）天然存在糖，存在于水果、牛奶、蔬菜等天然食物中，如果糖、乳糖。这些糖通常与膳食纤维、维生素等其他营养素共同存在，对健康影响较小。

（2）添加糖（游离糖），人为加入食物中的糖，包括白砂糖、蜂蜜、糖浆、果葡糖浆等，是控糖的核心对象。

（3）代糖（甜味替代物），包括人工甜味剂（如阿斯巴甜、安赛蜜）与天然糖醇类（如赤藓糖醇、木糖醇）。它们能提供甜味但通常热量极低。

需要注意的是，许多“无糖”产品其实并不等于“不含甜味”。它们往往使用代糖来提供甜味感，虽然不会引起血糖波动，但其对味觉敏感性、肠道菌群，甚至进食行为仍存在争议。人工甜味剂（如阿斯巴甜）可能干扰肠道菌群，而天然糖醇（如赤藓糖醇）则几乎不参与代谢，对血糖影响较小（《美国临床营养学杂志》，2020）。因此，控糖不能只看“有没有蔗糖”，更要关注“这类糖怎么被吸收、如何被代谢”。

糖的代谢逻辑：血糖波动是脂肪生成的关键触发器

摄入糖类食物后，糖分会迅速进入血液，形成“血糖上升”，胰腺开始分泌胰岛素，帮助糖分进入细胞用于能量供应或转化为脂肪储存。

这个过程一旦被频繁触发，就会形成一个“高糖—高胰岛素—低血糖—再吃糖”的代谢循环，逐渐影响脂肪代谢效率，甚至可能形成胰岛素抵抗，进而导致脂肪囤积、代谢紊乱等健康问题。尤其在饮食结构中长期存在高升糖指数（GI）食物时，如精致主食、甜饮料、甜点等，这种血糖 - 胰岛素波动会更加剧烈，影响身体代谢的稳定性。

正因如此，现代控糖理念并不主张完全不吃糖，而是强调减小高 GI、高添加糖食物的比例，通过控制结构而非压抑摄入来实现代谢平衡。

糖对身体系统的长期影响：远不止体重

如果将糖的危害仅仅等同于“长胖”，那就严重低估了它对全身系统的干扰作用，它实则像一颗“隐形炸弹”，正从多维度对身体系统产生持续且深远的不良影响。

（1）肝脏负担加重，果糖主要在肝脏代谢，长期高果糖摄入会增加非酒精性脂肪肝的风险。

（2）胰岛功能损耗，长期高糖饮食导致胰岛素频繁分泌，会让胰岛 β 细胞长期处于高压状态，逐步形成胰岛素抵抗，进而迫使胰腺分泌更多胰岛素，形成“高胰岛素血症—脂肪囤积—代谢恶化”的恶性循环。

（3）诱发慢性炎症，高糖饮食可能增加体内炎症标志物的水平，与心血管疾病、肥胖、某些癌症风险相关。

（4）影响认知与情绪，研究显示，高糖饮食可能与情绪波动、注意力下降、认知能力衰退相关，尤其在青少年与老年群体中更为显著。

因此，控制糖的摄入不仅仅是为了“减脂”，更是为了降低未来慢性病的风险，提高整体生命质量。

权威推荐：控糖要有“上限意识”

根据世界卫生组织的建议，成人每日“游离糖”摄入应控制在总能量的 10% 以下，最佳不超过 5%。这大约相当于每日糖摄入 $\leq$ 25 g。

《中国居民膳食指南（2022）》也明确提出，应减少添加糖摄入，尤其是糖饮料与甜点类食品的摄入频率与分量。

这一数字看起来并不高，但在现代饮食结构中，一个甜味酸奶、两片烘焙面包、一杯奶茶就可能迅速超标。因此，“计算糖摄入”比“口味上觉得甜不甜”要重要得多。

小结：糖不是敌人，失控的结构才是

糖本身并不是毒药，它既提供能量，也承担味觉愉悦与社交文化的功能。问题在于，我们所摄入的大量糖，并非来自天然食材，而是隐藏在高加工食品、调味品、饮品与“伪健康产品”中，构成了无意识的摄入结构。正因如此，我们需要的不是对糖的恐惧，而是对糖结构的认知。建立起对糖的科学理解，是走向理性饮食的第一步。

在下一节，我们将从生活实际出发，逐一拆解典型“甜蜜陷阱”，帮助你在日常选择中拥有更强的判断力。

03
生活案例：
你以为无糖，其实糖藏在这些地方

我们常说要“控糖”，可控的是看得见的糖，难控的是“躲起来的糖”。

在现代饮食环境中，添加糖不再仅仅出现在甜点或饮料中，它以各种“隐性方式”渗透在我们每日食用的主食、零食、饮品，甚至调味料中，成为不被察觉的能量来源。

这一节，我们从日常常见的几类“伪无糖”食品入手，结合成分解析与营养逻辑，帮助你认识糖的真正“藏身之处”。

零度可乐与“无糖饮料”：热量为零，甜味却未退场

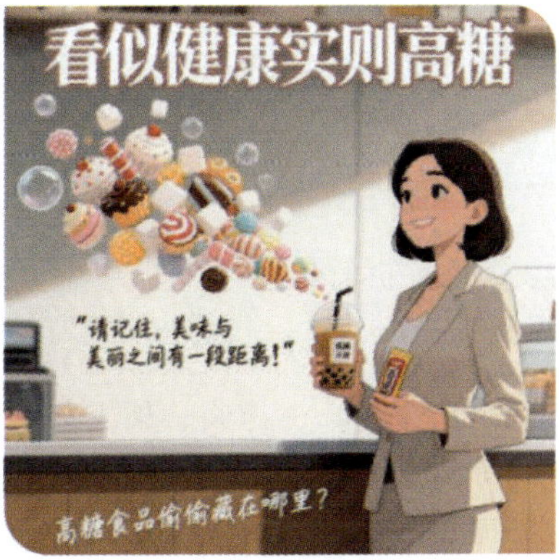

不少人为了“减糖不减口感”，选择无糖可乐、无糖茶、0 糖气泡水等饮品。但“无糖”并不代表“无甜”。

这类产品多数使用人工甜味剂（如阿斯巴甜、安赛蜜、三氯蔗糖）或糖醇类（如赤藓糖醇、

木糖醇）来提供甜味。这些成分虽然不会直接升高血糖，热量也非常低，但其在味觉系统与行为学层面仍存在一些值得注意的问题。

研究发现，长期摄入代糖可能干扰大脑对“甜味 – 能量”之间的感知联系，增加“补偿性摄食”行为风险。此外，部分人对糖醇类存在肠胃不适反应，易产生腹胀、腹泻等问题。这并不意味着必须放弃无糖饮料，但提醒我们：“甜”本身，也是一种味觉习惯的强化过程。

建议：无糖饮料可作为阶段性替代方案，但更建议长期培养对“非甜饮品”的适应力，如柠檬水、冷泡茶、苏打水加肉桂或薄荷。

全麦面包与谷物棒：打着“粗粮”旗号的高糖陷阱

“全麦”一词被视为健康饮食的象征，但并不是所有“全麦”面包都值得信任。

许多商用全麦面包中添加的全麦粉比例并不高，主要成分仍是精制面粉，并且为了改善口感和保湿性，还常常加入糖、蜂蜜、麦芽糖浆等。结果就是：一片“看起来朴素”的全麦面包，糖含量可超过 8 ～ 10 g，热量接近一块普通蛋糕。

类似问题也出现在谷物棒、能量棒中，尽管标签上写着“高纤维”“低脂肪”，但实质上不少产品是由膨化谷物、糖浆、果干和坚果混合压制而成的。

建议：查看配料表中前三位是否包含糖类成分（如麦芽糖、葡萄糖浆、蜂蜜等）；优先选择原料清晰、糖分低于 5 g/100 g 的产品。

健康酸奶与儿童乳品：营养标签下的高糖比拼

酸奶本是高蛋白质、助消化的理想食品，但市售多数果味酸奶、儿童酸奶为了“口感亲和”，加入了大量糖和果酱。

一杯 200 g 的水果酸奶，其含糖量常常高达 20 g 以上，几乎接近每日建议糖摄入上限。更值得注意的是，这类产品多以“补钙”“助消化”宣传，极易让消费者忽视其糖含量。

“儿童专用”乳品也常常因包装可爱、口感甜美而深受欢迎，但它们往往是含糖饮料而非真正的发酵乳制品。

建议：选择“原味无糖”酸奶，若需口感，可添加切片水果、肉桂粉、可可粉等天然调味；警惕标注“适合儿童”“添加益生元”产品的糖含量。

水果干、果汁、蜂蜜：天然≠低糖，升糖速度快

“天然糖”被许多消费者视为“更健康”的选择，然而从营养学角度看，果糖依旧属于游离糖，对血糖与脂肪代谢有直接影响。

比如：

一小包葡萄干（40 g）含糖近 30 g，几乎等于 6 块方糖；

一杯橙汁（200 mL）含糖约 20 g，升糖指数高达 70 以上；

一勺蜂蜜（15 g）约含 12 g 糖，与白糖无本质差异。

这些食品虽来源天然，但其去除了膳食纤维、浓缩了糖分，结构上与添加糖高度近似。

建议：控制用量、搭配其他食物（如坚果、蛋白质类），避免作为常规加餐；优先摄入完整水果而非其浓缩形式。

小结：读懂糖的“伪装术”，是现代饮食的基本功

糖不只是“白糖”，也不只是“甜味”。它可能是你面包中的麦芽糖浆，是你饮料里的三氯蔗糖，是你早餐麦片的第一位成分。

它隐藏在健康标签、天然概念和亲和口感的背后，最容易骗过的，不是你的舌头，而是你的认知。

建立识别能力的第一步，是不再用“味觉判断法”代替“标签阅读法”。下一节，我们将给出一套具体可行的控糖实操策略，帮你在现实生活中真正落地“甜而不乱”的饮食节奏。

04 现实指南：不戒糖，也能控糖的四步结构策略

“控糖”并不等于“戒糖”，更不等于“吃得极端”。

对于大多数普通人而言，一套科学有效的控糖方案，不是靠严苛限制，而是靠结构安排、频率控制与识别能力的建立。

在现实生活中，糖的存在几乎无法完全避免，而真正决定代谢效率的，不是糖本身，而是糖的摄入量、摄入方式与身体的反应机制。

以下四步策略，提供了一个兼顾科学与可执行性的控糖框架，适合普通人群在日常中灵活应用。

第一步：明确“糖”摄入的界限

控糖的第一步，是建立“数量感知”。根据世界卫生组织的建议，成人每日“游离糖”摄入应控制在 25 g 以内，约等于 6 块方糖的总量。

许多人之所以控糖失败，是因为“只看有没有甜味”，却没有意识到真正决定代谢压力的是糖的“总量”与“分布”。

比如，一杯酸奶 + 一块全麦面包 + 一勺沙拉酱，很可能就已经达到或超过全天糖摄入建议。

因此，建议每日关注以下两点：

每餐甜味来源不超过 10 g（例如一小杯酸奶或一份水果）；不以“甜饮料”替代水分补充，不以“零食”替代饱腹食物。

逐渐建立起对“糖含量”的感知，是控糖的起点。

第二步：调整饮食结构与顺序，减缓糖的代谢速度

糖并非绝对禁忌，但如果摄入过快、过集中，就容易引发血糖剧烈波动，从而导致能量坠落、饥饿反复及脂肪囤积。

优化饮食结构的关键，在于以下几点：

（1）每餐搭配优质蛋白质：如鸡蛋、豆腐、低脂奶制品，有助于减缓糖吸收。

（2）适量加入膳食纤维和脂肪：如蔬菜、坚果、牛油果等，有助于延缓胃排空，稳定血糖。

（3）选择低 GI 主食：用糙米饭、藜麦、全麦面包替代白米饭、白面包等高 GI 主食。

（4）选择合适时机：吃饭时先吃蔬菜和蛋白质，最后吃主食；夜间摄入高糖食物更易转化为脂肪（参考第十一计），建议将甜食安排在上午代谢活跃时段。

合理搭配饮食结构，就算偶尔摄入甜品，也能降低其对身体的冲击。

第三步：掌握“读标签”能力，识别糖的隐藏形式

你以为的“无糖食品”，可能藏着一堆“马甲糖”！

现代食品加工技术让糖以各种名称伪装出现在配料表中。除了蔗糖、白砂糖，常见的“隐形糖”还有以下这些：

麦芽糊精	葡萄糖浆	果葡糖浆
高果糖玉米糖浆	浓缩果汁	麦芽糖
蜂蜜	红糖	棕榈糖

当这些成分出现在包装食品的前三位时，说明糖是其主要成分之一，需格外留意。建议在超市选购时，养成以下“标签阅读三步法”：

（1）查看“碳水化合物——其中糖”一项，优选每 100 g 中糖含量低于 5 g 的产品。

（2）检查配料表中是否列出上述“隐形糖”成分。

（3）留意产品是否打着“无蔗糖”“天然甜味”旗号，却使用大量浓缩果汁或糖醇。“会读标签”不仅能控制糖摄入，更是一种饮食独立判断力的体现。

第四步：建立替代机制，让控糖不再靠意志力

饮食行为学指出，单纯依靠意志力维持饮食限制，极易在压力、

疲劳、情绪波动中失控。而真正长期有效的饮食策略，是构建一套“低冲突”的替代机制。

建议从以下几个角度出发：

（1）饮料替代，用柠檬水、冷泡茶、苏打水代替含糖饮料；加入肉桂、薄荷等风味元素，保留口感。

（2）甜品替代，选择高蛋白布丁、原味酸奶 + 水果、椰奶冻等低糖选项。

（3）情绪替代，将“想吃甜”当作信号，尝试散步、听音乐、微社交等非食物方式疏解压力。

（4）环境替代，在办公室或家中储备健康加餐，如坚果、鸡蛋、小番茄，降低随机摄糖冲动。

替代，不是“退而求其次”，而是主动引导行为习惯重构。

小结：控糖，从来不该靠克制，而该靠策略

糖，不是你的敌人，也不需要成为你的心理负担。

真正成熟的控糖能力，不是完全断绝，而是在理解中找到平衡：懂得什么时候该吃；知道什么情况下不该吃；更重要的是，知道吃完之后如何调整，而不是自责。

下面，我们将进入本计的总结与升华，重新审视“糖”与“人”的关系，在生活与节奏之间，找到更可持续的自我营养管理方式。

05 理念转变：控糖，不只是改变饮食，更是改变关系

真正持久的饮食改变，从来都不是一纸计划或一场挑战的胜利，而是一种新的生活关系的建立。“控糖”听起来像是一种外部限制，似乎是对味觉的压抑、对甜品的告别，甚至对某种生活乐趣的割舍。但当我们深入了解糖的结构、生理影响与摄入机制之后会发现——控糖的本质并不是禁绝，而是理解与协调。

控糖失败的根源，不在嘴，而在认知

许多人在尝试控糖时会陷入一个常见误区：将糖视为“坏东西”，一旦吃了糖，就等于犯了错。于是出现了这样的心态循环：

“今天不该喝这杯奶茶……明天一定不能再破戒了。”

“刚刚已经吃了甜点，那晚饭就索性随便吃吧，反正已经失败了。”

“我太没有意志力了，控制不了自己，减肥肯定也坚持不下去。”

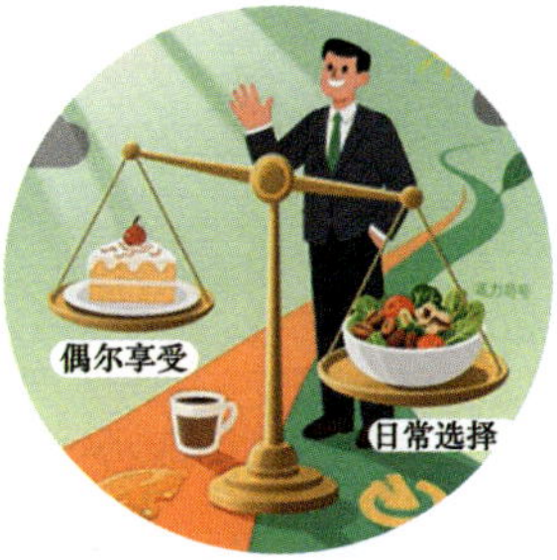

这种“全有或全无”的极端思维，使得我们很难维持稳定、合理的饮食节奏。控糖失败的根本，并非意志薄弱，而是将饮食行为道德化、情绪化，让“吃一块蛋糕”变成“否定自己努力”的理由。

实际上，成熟的饮食管理并不是永不出错，而是在每一次偏差之后都能迅速回归平衡。

控糖是建立生活节律感的方式之一

当我们逐步减少糖的依赖时，不仅能改善血糖波动、控制体重，更重要的是，我们会发现自己的身体状态变得更清晰：清晨醒来时不再头肿脑胀；午后不易犯困，注意力更集中；情绪更平稳，不再依赖“甜食奖励”来度过疲惫期。

这种状态并不来自外力控制，而是源于一种内在节奏感的恢复。我们终于开始回到身体真正的需要，而不是味觉、情绪、广告和习惯共同塑造的反应模式。

也就是说，控糖不仅是饮食管理的一部分，更是生活质量提升的切口。它帮助我们在杂乱的信息和选择中，重新感知自己的状态，建立一种温和而坚定的自我掌控力。

控糖，是一种关系重构：你与食物，你与自己。

糖，从来不是唯一的问题

真正值得我们重构的，是与食物之间的关系，以及由此映射出的自我态度。

在过去的饮食观念中，甜常常被当作“奖励”“补偿”“取悦”

的代名词——努力了一天，奖励自己一块蛋糕；心情不好，靠甜食缓解焦虑；社交场合中，用甜品象征温柔和礼遇。但当这种关系长期固化时，我们便容易将糖与“情绪满足”“幸福感”绑在一起，形成心理依赖。

因此，控糖并不是与糖划清界限，而是与这些不再适用的情绪联结和平分手。我们开始练习用非食物方式调节情绪、寻找价值感，用更加多元的渠道满足自己，而不是一味靠糖分刺激多巴胺。

当这种关系发生转变，我们才真正实现了从“控糖”走向“控生活节奏”的升级。

小结：做一个有判断力的吃糖者

本计的终点，不是告诉你不要吃糖，而是希望你：

不再“因为吃了糖”而责备自己。

不再“为了不吃糖”而压抑所有情绪。

不再“看见甜品”就丧失判断力与节制感。

而是成为一个清楚知道自己为何吃、何时吃、吃多少的决策者。

真正的控糖，从来不是禁食某种物质，而是学会在复杂选择中，尊重身体、信任自己。

你不需要完美，但你可以逐步建立自己的节奏。

你不需要“从此戒糖”，控糖需结合整体饮食结构优化，但你值得拥有在甜与不甜之间自由选择的能力与自由感。

打卡手账

第九计

高蛋白计

——吃出肌肉线条

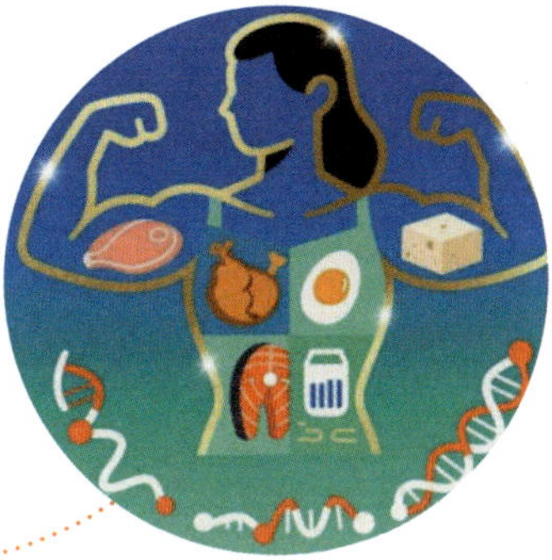

01 引子：为什么你吃得不多，却瘦不出线条？

“我已经吃得很少了，为什么体重掉得这么慢？”

“明明已经瘦了 3 kg，可照镜子时，身形线条依旧没什么改观。”

“节食两个星期后体重没变，反而感觉人没精神了。”“怎么那些健身达人吃那么多蛋白质，反而越吃越瘦？”

这些疑问，是很多人减脂过程中都会遇到的“困惑”。

人们对“瘦”的追求，往往从控制热量、减少摄入起步，却在持续节食、忍受饥饿的过程中，渐渐失去活力与好气色，甚至导致肌肉流失。体重下降了，代谢也跟着下降，最后换来的不是精致体形，而是易疲劳、易反弹和线条模糊的“泡软身材”。

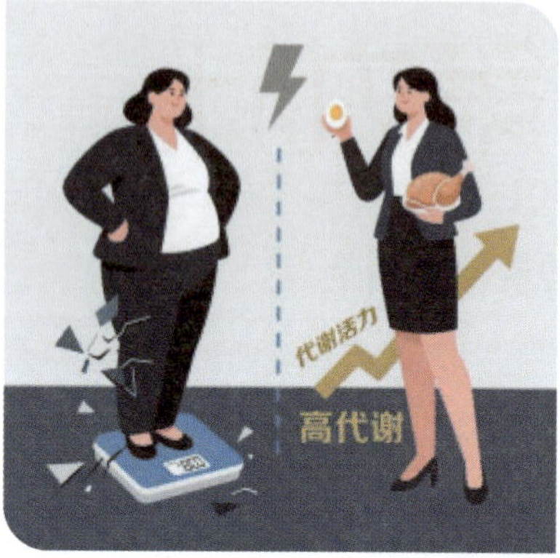

问题出在哪里？很多时候，并不是你吃得太多，而是你吃得“不对”。

减脂不等于减重，控制热量只是第一步，而真正决定体态紧实度、肌肉线条感、代谢稳定性的重要因素，是——蛋白质。

蛋白质，是肌肉的“建材”，也是代谢系统稳定运转的重要基础。我们可以把身体理解成一座动态运行的工厂，糖和脂肪是能量来源，而蛋白质，则是用来修复、更新、维持运作的关键结构。如果长期摄入不足，不仅影响肌肉保留，还会拖慢基础代谢、降低激素水平、削弱免疫功能。

在现实中，很多人“表面上吃得不少”，但实际蛋白质摄入远远不够。例如：早餐只有一杯豆浆或牛奶，蛋白质含量不足 10 g；午餐虽有荤菜，但被淀粉主食主导；晚餐想“清淡一些”，只吃蔬菜和水果，几乎无蛋白质来源；健身后喝了瓶“高蛋白饮料”，实则蛋白质含量不足 10 g，还伴随高糖成分……

这种结构下的饮食，不仅无法支撑身体所需，还可能导致肌肉缓慢流失，形成所谓“隐性肌少症”——尤其在节食、压力、作息不规律的现代生活中更为常见。

更值得警惕的是，低蛋白饮食的影响是“慢性沉默式”的。它不会像缺水、缺热量那样迅速让你感到饥饿，但长期维度下，它会悄悄改变你的身体结构：肌肉减少，代谢下降，脂肪易积累，整个人变得“空瘦而虚弱”。

蛋白质的重要性不仅体现在“吃多少”，更关键在于“怎么吃、吃什么、什么时候吃”。因此，这一计，我们不谈“蛋白粉神话”，也不宣传“补充越多越好”，我们要做的是：拆解蛋白质的真正营养逻辑；帮助你判断自己的饮食中是否“蛋白缺失”；提供适合普通职场人群的蛋白质摄入节奏；打破“高蛋白＝健身人士专属”的刻板印象，构建一套人人适用、科学有效的“蛋白思维”。

我们不需要成为健美选手，但我们都应该拥有一副“结实有力、基础代谢率高、不易疲惫”的身体。而高蛋白饮食，是实现这一目标的关键一环。

下面，我们将带你从营养学角度出发，理解蛋白质为何如此关键，如何帮助你吃出肌肉线条、吃出高代谢率体质、吃出稳定与充沛的身体感。

02 科学辨识：蛋白质决定线条、力量与代谢率

如果说脂肪是储能仓库，糖类是即时能源，那么蛋白质，就是身体的“建筑材料”和“修复工程师”。它不仅构成了我们的肌肉、皮肤、头发、指甲，还参与了酶的催化、激素的分泌、免疫系统的维护与组织修复。一个成年人的身体里，约有16%是蛋白质，而肌肉组织更是蛋白质最集中的区域之一。

从“想瘦”到“瘦得有线条”，从“控制体重”到“提升基础代谢率”，蛋白质起着不可替代的作用。

蛋白质：决定肌肉质量与代谢活力的核心营养素

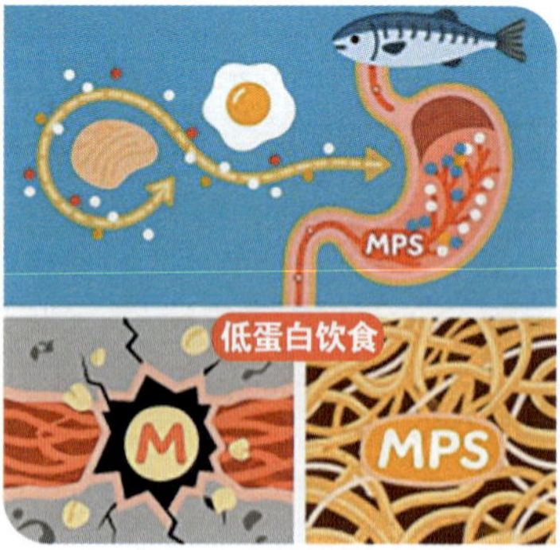

减脂过程中的常见误区，是只关注“卡路里摄入”，却忽略了身体组成的变化。你也许已经成功减重了3 kg，但其中可能有1.5 kg是水分，还有1 kg是肌肉，真正减少的脂肪为0.5 kg。这种结果是非常危险的：看似体重变轻，实则代谢率下降、体态变差、反弹风险更高。

蛋白质正是避免这种“肌肉流失性减重”的关键：

（1）维持瘦体重（肌肉含量）：肌肉是代谢活跃组织，蛋白质摄入不足时，身体容易优先分解肌肉用于供能。

（2）提升基础代谢率：肌肉越多，基础代谢率越高，哪怕静息状态下也能消耗更多能量。

（3）增强饱腹感，控制进食冲动：研究表明，高蛋白饮食比高碳水化合物饮食更能延长饱腹时间。

（4）降低脂肪合成倾向：摄入相同热量条件下，蛋白质因热效应更高（TEF 在 20% ～ 30%），消化过程本身就会消耗更多能量。

综上，蛋白质并不仅仅是“健身人的补剂”，而是每一个想要保持健康体形与体能状态的人都应优先考虑的结构型营养素。

蛋白质种类：并非“吃够量”就能“吸收好”

摄入足够蛋白质只是第一步，选对蛋白质来源才是更深层次的问题。从营养吸收角度看，蛋白质可分为：

（1）动物性蛋白质，如鸡蛋、奶类、鱼虾、瘦肉，含有全部人体必需氨基酸，生物利用率高，是“完全蛋白质”。

（2）植物性蛋白质，如豆类、坚果、谷物，虽然健康，但氨基酸组成通常不完全，需通过“互补搭配”来提高营养质量。

另外还有一个专业指标：蛋白质消化率校正的氨基酸评分（PDCAAS），用于衡量蛋白质吸收效率和生理可用性。以 100 为满分，鸡蛋、乳清蛋白、酪蛋白、牛奶等均接近满分，豆腐约为 90，大米约为 60。

这意味着，不同蛋白质来源的营养“效价”是不同的。若日常饮食以植物性为主，则更需要关注搭配策略，如将豆类与杂粮结合，以弥补必需氨基酸的不完整性。

科学摄入量：日常需要远高于你以为的“推荐量”

很多人对蛋白质摄入有误解，以为“喝一碗豆腐汤”或“喝一杯牛奶”就足够了。但根据当代营养学研究，“够维持”与“够支持健康体态”是两码事。

根据《中国居民膳食营养素参考摄入量（2023）》，目前权威摄入量见表 8。

表 8　不同人群蛋白质推荐摄入量表

人群类型	推荐摄入量 / [g/（kg 体重 · d^{-1}）]
普通成年人	1.0 ～ 1.2
健身或减脂人群	1.4 ～ 2.0
中老年人群	1.2 ～ 1.5

以一位体重 60 kg 的女性为例，日摄入量应在 60 ～ 100 g。而这相当于：

2 个鸡蛋（12 g）。

1 块 150 g 鸡胸肉（35 g）。

1 杯 250 mL 牛奶（8 g）。

1 份 100 g 豆腐（8 g）。

1 小勺蛋白粉（15 g）。

现实中，多数人蛋白质摄入量仅为推荐下限的 70% ～ 80%，这也是为何即使控制热量，也容易出现疲劳感、代谢慢、减脂无力、反弹频繁等问题。

小结：蛋白质是体态管理的“护城河”

减脂靠控制，塑形靠结构。

蛋白质的作用远不止“维持身体运行”，它是每一寸线条、每一次体能输出、每一滴基础代谢的营养后盾。

下面，我们将回归现实饮食环境，看看普通人日常饮食中常见的“低蛋白陷阱”，并拆解如何判断、优化与补足你的蛋白质摄入结构。

03 生活案例：这些日常饮食，其实远远未达蛋白质及格线

“我每天吃鸡蛋、喝牛奶，应该不至于缺蛋白质吧？”“我饭量小、吃得清淡，为什么还是没有力量感？”

“减肥期间我吃得特别少，肌肉怎么反而越来越松了？”

现实中，很多人对自己的饮食结构“自我感觉良好”，但如果仔细一算，就会发现——蛋白质摄入量常常连最低推荐值的一半都不到。

以下，我们通过几个典型场景来解析那些“被忽略的蛋白质缺口”。

情景一：清淡早餐 = 高碳水 + 低蛋白？

典型饮食结构：豆浆 + 烧饼 / 馒头 / 面包 + 水果

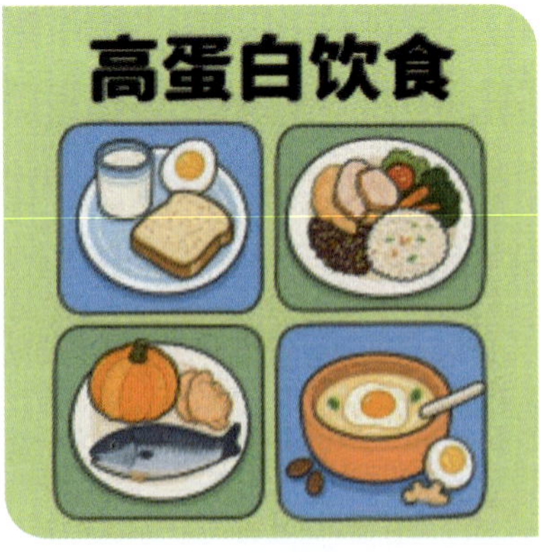

问题解析：看起来“营养均衡”，但实质上近 90% 的能量来自碳水化合物，蛋白质摄入量可能不足 8 g。豆浆虽然含有植物蛋白，但蛋白质含量不高（约每 100 mL 含蛋白质 1 ～ 2 g），再加上主食和水果几乎不含优质蛋白

质，这顿早餐在提升血糖之后，缺乏对身体“修复型燃料”的供给，也不能有效抑制上午的饥饿感和注意力波动。

建议：增加鸡蛋 / 原味酸奶，或选择鸡蛋三明治、豆腐脑搭配全麦馒头，形成蛋白质 + 碳水化合物 + 脂肪的基础组合。

情景二：节食午餐，看似“低热量”，实则“低支持”

典型饮食结构：一份外卖沙拉（蔬菜为主，搭配少量蛋白质），或一份便当（配菜含有土豆、胡萝卜，米饭较多）。

问题解析：很多人为了减肥选择“吃得少”，甚至只点蔬菜类外卖。但问题在于：大部分沙拉中的蛋白质来源仅是水煮鸡胸肉 50 g，或几块豆腐丁，合计蛋白质不足 15 g。而便当类食物虽然含有肉类，但受限于调味、成本和加工方式，实际肉量很少，配菜常常是高淀粉型蔬菜，米饭量又偏高，形成“高碳中脂低蛋白”的结构。

建议替换：选择蛋白质清晰可见的菜品，如煎蛋、炖牛肉、水煮虾等，搭配杂粮饭控制主食比例，如沙拉，加一份鸡蛋 / 豆腐 / 牛肉卷等补足主菜。

情景三：晚餐“轻断食”，结果断掉的是蛋白质

典型饮食结构：苹果 + 牛奶，或一份青菜炒饭。

问题解析：很多人晚餐刻意控制热量，只吃“看起来健康”的水果、白粥或蔬菜类食物，忽略了蛋白质的基础作用。然而，晚餐恰恰是肌肉修复和夜间代谢的“供给窗口”。没有足够蛋白质，肌肉合成速率下降，反而加速了体能退化。

建议：晚餐控制总热量无妨，但建议保留“蛋白质 + 纤维素”结构，如一份水煮鸡蛋 + 炒青菜 + 少量红薯，或清汤豆腐粉丝 + 鸡蛋羹。轻断食期间（如 16/8 模式），建议在进食窗口优先摄入优质蛋白质（如鸡蛋、鱼虾），避免肌肉流失，参考轻断食计（第十计）。

情景四：健身后一杯代餐奶昔 =“低蛋白 + 高糖”陷阱

典型饮食结构：健身后饮用“代餐奶昔”或“高蛋白饮品”，不吃固体食物。

问题解析：市面上不少“蛋白饮品”主打“燃脂”“代餐”，实则蛋白质含量仅 6 ～ 10 g，而糖分高达 15 g。更有甚者，其中蛋白质为植物来源，不具备完整氨基酸构成。运动后是蛋白质合成高峰期，如果摄入不足或类型单一，不仅不能增肌，反而可能错过恢复窗口。

建议：选择配料简单、蛋白质含量≥ 20 g 的乳清蛋白粉，或补充鸡蛋 + 牛奶组合；如偏好天然食物，可使用鸡胸肉 + 熟蛋 + 全麦面包形式。

情景五：高龄父母、素食人群蛋白质摄入难达标

典型饮食结构：只吃蔬菜、主食、汤类，极少摄入肉类或蛋奶类。

问题解析：中老年人、部分素食者由于口味偏好或信仰原因，长期处于低蛋白状态，且无法通过单一豆制品摄入全部必需氨基酸，存在“隐性肌肉流失”风险。

建议：素食者注意“豆类 + 谷物”组合，豆类缺乏甲硫氨酸但富含赖氨酸，谷物则相反，二者搭配可实现氨基酸互补（如红豆饭、鹰嘴豆配全麦面包），蛋白质利用率提升 30%（联合国粮食及农业组织数据）；中老年人则鼓励多样蛋白质摄入（如鸡蛋、奶酪、鱼虾等），适度补充蛋白粉。

小结：你吃得够不够，不是看饭量，是看“结构”

很多人误以为自己“不缺蛋白质”，但日复一日的雷同饮食结构可能远远低于身体所需。真正的蛋白质营养，不是“某一顿吃很多”，而是在每一餐中稳定供给，形成节奏。

以下，我们将详细讲解如何规划每日蛋白质摄入结构，帮你一步步构建出属于自己的“高蛋白节奏感”。

04 现实指南：打造“日蛋白摄入节奏”

如果说“控制总量”决定了饮食是否健康，那么“构建结构”决定了它是否有效。而在高蛋白饮食中，结构最重要的就是——节奏感。

不是“今天猛补，明天清断”，也不是“想起来就多吃点，不想就靠蔬菜撑场”，而是让蛋白质摄入成为日常生活的一部分，像刷牙、喝水一样自然。

以下，我们提供一套“可复制、可调整”的高蛋白生活节奏方案，无论你是久坐办公族、运动新手，甚至是素食人群，都能找到适合自己的方式。

第一步：明确目标蛋白量——不是凭感觉，而是按体重

蛋白质摄入量不能只靠感觉判断。根据营养学建议：

以体重 60 kg 的女性为例：

基础维持：需 60 ～ 72 g 蛋白质。

若处于减脂 + 锻炼阶段，则建议提升至 90 ～ 100 g 蛋白质。

注意：这是“全天分布数据”，不是某顿吃一次“蛋白大餐”

就解决，而是要在三餐与加餐中分散摄入——运动后30 min内补充20～30 g蛋白质（如乳清蛋白粉+牛奶），可最大化肌肉合成效率（《运动医学杂志》，2020）；非运动日则均匀分配至三餐（早餐20%、午餐40%、晚餐40%）。

第二步：建立“三餐+加餐”分配模型

将每日蛋白质摄入量均匀分配到各餐中，能更有效地刺激肌肉蛋白合成（MPS），同时有助于维持血糖稳定和持久的饱腹感。

推荐结构：

（1）早餐，20～25 g（约占全天25%）。

（2）午餐，25～30 g（约占全天30%）。

（3）晚餐，20～25 g（约占全天25%）。

（4）加餐（上午/下午/睡前），5～10 g，1～2次（约占全天20%）。

示例组合（依据推荐结构以100 g蛋白质为目标）：

（1）早餐，全麦吐司+鸡蛋 ×2+原味酸奶=25 g。

（2）午餐，150 g鸡胸肉+糙米饭+青菜豆腐=30 g。

（3）晚餐，三文鱼120 g+西蓝花+南瓜泥+蛋花汤=25 g。

（4）加餐，坚果15 g+鸡胸肉/蛋白粉=15 g。

第三步：食物选择原则：可视化、可吸收、可执行

优质蛋白质的获取并非仅依赖鸡胸肉和蛋白粉，关键在于把握以下三点：

1. 可视化

每餐都要有“看得见”的蛋白质来源，如：鸡蛋、豆腐块、鱼虾肉、乳制品等。

2. 可吸收

优先选择消化率高、生物利用率高的蛋白质食物（表 9）。

表 9　常见高吸收蛋白质食物含量及特点表

食物	蛋白质含量	特点
鸡蛋	13 g/100 g	吸收率高，氨基酸谱完整
鸡胸肉	22 g/100 g	低脂高蛋白，烹饪灵活
牛奶	3～4 g/ 100 mL	蛋白补充 + 钙
豆腐	8 g/100 g	植物蛋白佳品
豆浆	2～3 g/ 100 mL	植物蛋白佳品，不甜更佳

3. 可执行

建议提前准备高蛋白便携食物，如：鸡蛋、低脂奶酪、小块豆干。

即食水煮鸡胸、蛋白棒（无糖型）蛋白粉 + 牛奶，30 s 即可制成加餐。

第四步：利用补剂，但不依赖补剂

很多人一提到“高蛋白”就想到“蛋白粉”，但我们强调的是：蛋白粉是工具，不是解决方案。

适用场景包括：

健身后 30 min，固体蛋白难以摄入时快速补充。

高龄人群、食欲差者补充基础需求。

忙碌工作时无法按时就餐，可作临时补位。

选择时建议注意：

原料：优选乳清蛋白（WPI、WPC），或酪蛋白、植物混合蛋白。

配料表：避免添加蔗糖、氢化油、奶精等。

每份蛋白质≥ 20 g，糖分≤ 5 g，脂肪≤ 3 g。

小结：高蛋白不是“吃多”，而是“吃对、吃准、吃稳”

高蛋白饮食的精髓，不在于“猛补”，而在于建立一个可持续、节奏清晰、结构合理的摄入模式。长期过高蛋白饮食[＞2 g/（kg 体重 / 日）]反而可能增加肾脏负担（参考《美国临床营养学杂志》，2021）。

你不需要变成健身达人，但你可以拥有：

（1）更清晰的线条。

（2）更稳定的体力。

（3）更不易反弹的体重。

（4）更有力量感的生活状态。

下面，我们将带你走进高蛋白饮食背后的“身体认知”，帮助你真正完成从“节食减肥”到“结构养身”的观念转变。

05 理念转变：好身材不是饿出来的，是养出来的

“想瘦就得少吃。”

“脂肪是吃出来的，饿一饿就能瘦。”

“鸡蛋太补了，晚上不能吃。”

“蛋白粉是健身的，我一个普通人不需要。”

这些声音，你是否听起来很熟悉？它们曾深深地刻在很多人的减肥词典中，甚至影响了几代人对身体的看法。

可事实是——节食瘦下来的人，往往反弹更快、疲劳更重、线条更糟；而吃得“结构对”的人，即使体重变化不大，体态也能悄悄逆转。

真正健康的体形，靠的不是饥饿，而是精准、持续、富有逻辑的营养支持。而其中，蛋白质是最容易被忽略，但又最不可或缺的基础。

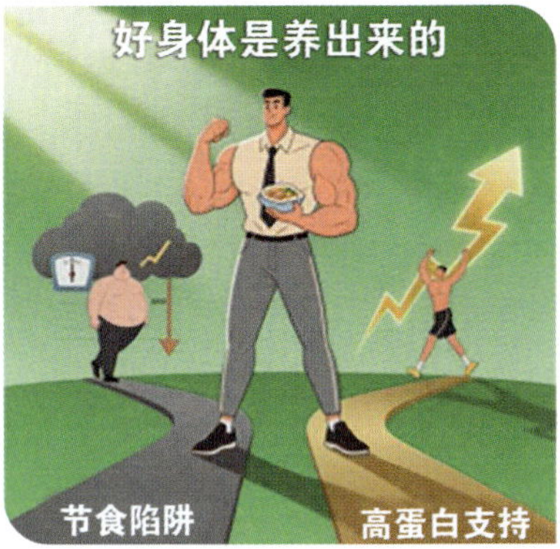

“瘦”≠“轻”：“肌肉缺失型减肥”正让你越来越虚

很多人自认为减肥成功，因为体重下降了 3 kg，裤腰变松了，脸小了一圈。但几周之后，他们发现自己开始反弹了——吃一点点碳水化合物体重就飙升，精神状态也开始走下坡路，身体变得乏力、怕冷、易累。这是典型的“低蛋白减重陷阱”：肌肉因缺乏原料而流失，代谢率下降；饥饿感更频繁，情绪波动更剧烈；身体失去结构支撑，“空瘦”“松垮”状态加剧。

这是减得“有数字、无质量”的典型体现。

如果减脂的目标只是减轻体重，而不是保留肌肉、增强力量、提高生活能量，那样的瘦只是一种表象，不具备可持续性。

好体态不是“管住嘴”，而是“撑住身”。我们之所以强调高蛋白，是因为它承载的不仅是营养，更是一种生理支持力。

它让你不那么容易饿，减少暴食与情绪性进食。

它让你训练更有力，恢复更快速。

它让你在减脂过程中维持基础代谢，避免“越减越虚”的代谢惩罚。

它让你在忙碌生活中，依然保持精神饱满，不被饮食节奏拖累。

高蛋白不是万能的，但它是你走向“饮食成熟”的一道分水岭。它代表着：你开始不再仅仅控制食物数量，而是开始主动优化食物结构；你不再追求一时的瘦，而是关注长期的状态维持。这不仅是营养观的进化，更是自我认知的升级。

高蛋白，不是少数人的“饮食术”，而是多数人的“修复力”

很多人认为高蛋白是健身人群的专属，或者“吃太多会不会伤肾”“太补了不适合我”。这些观点长期以来误导了无数普通人，让他们忽略了蛋白质对肌肉、皮肤、头发、免疫力、激素水平的重要支撑。

实际上，正是因为我们越来越久坐、越来越不动、越来越疲惫，我们更需要通过结构化饮食来唤醒身体的代谢潜力。而蛋白质，是这个过程最关键环节之一。

高蛋白，不是让你变成肌肉男或健身博主，而是帮助你在工作之余、家庭责任之中、生活节奏之下，依然拥有健康的线条、稳定的体力、良好的状态感。

小结：高蛋白饮食，是一种“把生活吃回来的方式”

我们鼓励每一位读者重新思考：

我吃东西，是为了变轻，还是变强？

我瘦下来，是为了看起来小一圈，还是活得更有劲？

我控制饮食，是在削减自己，还是在成全自己？

高蛋白饮食，是你给自己的一种“结构性修复”——你开始认真地对待身体的构成，对代谢的节奏有了理解，对食物与状态之间的关系有了觉知。

你不再只关注卡路里，你开始重建营养感知。

你不再只害怕长胖，你开始关心能不能“吃得起能量、挺得住生活”。这，便是饮食成熟的开始。

打卡手账

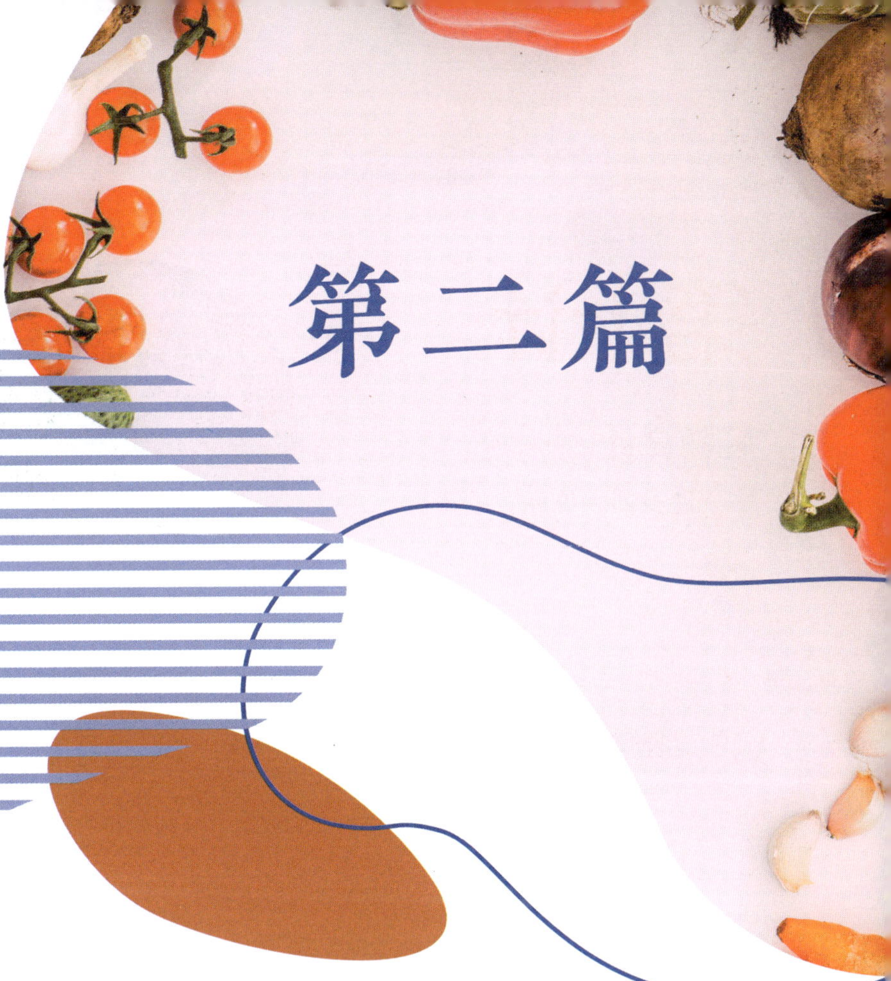

第二篇

饮食篇

——轻食饮食策略，
调控内外平衡

第十计

轻断食计

——让身体“休息”的正确方式

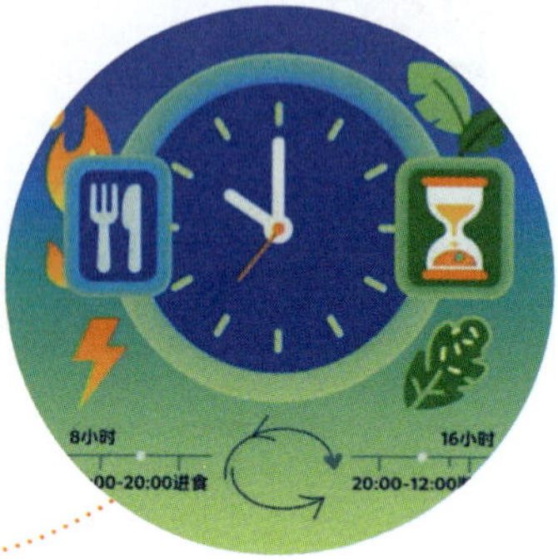

01 引子：我们活得太“饱”了，身体其实没机会休息

“早上吃完不久就来杯咖啡，再加块小点心，中午刚刚吃饱，下午又习惯性地来一杯奶茶加坚果，晚饭吃得有点撑，夜里刷剧顺手打开一包薯片……”

这种日常节奏，很多人并不陌生。

它并不算“暴饮暴食”，而是日积月累的“无空档进食”：每 2 ～ 3 h 就有一轮新的摄入，哪怕不饿，也会因为情绪、社交、习惯、奖励等理由去吃点什么。

在这种状态下，我们的消化系统几乎全天不曾休息，从胃肠到胰腺，从血糖调控到代谢酶活性，都在持续运转。最初可能只是感到“饭后发困”“注意力下滑”，久而久之，慢性疲劳、内脏负担、代谢节律紊乱逐渐显现。

现代人的饮食问题，早已不是“吃不够”，而是吃得没有节奏，吃得没有间隔，吃得没有恢复空间。

我们不仅把三餐吃成了“五餐”，还让“进食”成为日常压力下最不自觉的缓冲出口。

于是，越来越多的人出现了类似问题：

明明吃得不多，体重却居高不下。

总感觉身体“沉”，不是饿，是“不轻盈”。

肠胃越来越敏感，容易胀气、嗳气、没胃口。

饥饿感模糊，吃饭像完成任务，没有清晰的饱足感与空腹感；睡前不吃觉得空，吃了却又影响入睡。

这些困扰，往往不是因为吃错了东西，而是吃得太频、太密、太没有呼吸感。

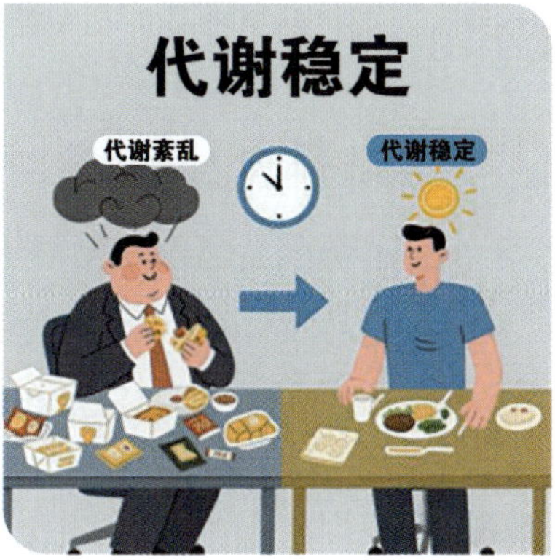

在这种背景下，轻断食（intermittent fasting, IF）并不是一项挑战意志力的“饮食流行”，而是一种帮助身体恢复节奏感、重建代谢弹性的饮食时段管理工具。

它不是“极限节食”的变种，而是一次给身体“喘口气”的安排。

在自然状态下，我们的身体其实是具有节律性的——吃饭、消化、吸收、清除、修复，每一个阶段都需要时间。而长期“吃不停”，就像不分昼夜运行的机器，早晚会出现磨损、短路，甚至系统性崩溃。

轻断食，正是帮助我们恢复这种原本属于身体的生理节奏。它不要求你永远不吃，只是帮助你建立“什么时候吃、什么时候不吃”的边界感。

它的目标不是让你“瘦成谁”，而是让你找回：清晰的饥饿与饱足感；更轻盈的身体状态；更自然的饮食欲望；更主动的进食节奏。

02 科学辨识：轻断食的营养逻辑与代谢机制

轻断食并不只是“少吃一顿饭”，它的核心在于——为身体安排一段“非进食窗口期”，让内脏代谢系统、激素调节系统、能量利用机制进入恢复与自我修复状态。简单来说，轻断食就像给身体按下“重启键”——白天高效燃脂，夜间专注修复，让你从“储能模式”切换到“燃烧模式”！

在当今这种“吃得过频、吃得过碎”的饮食环境中，轻断食的价值，远不在于它能少吃多少热量，而在于它能让身体找回久违的代谢节律。

什么是“轻断食”？它的核心从来不是“饿”。

“断食”这个词让人望而却步，是因为它容易让人联想到“挨饿”“挑战意志”“极端节制”。但“轻断食”不是饥饿法，更不是营养剥夺，而是一种有策略、有节奏、有窗口控制的进食方式。

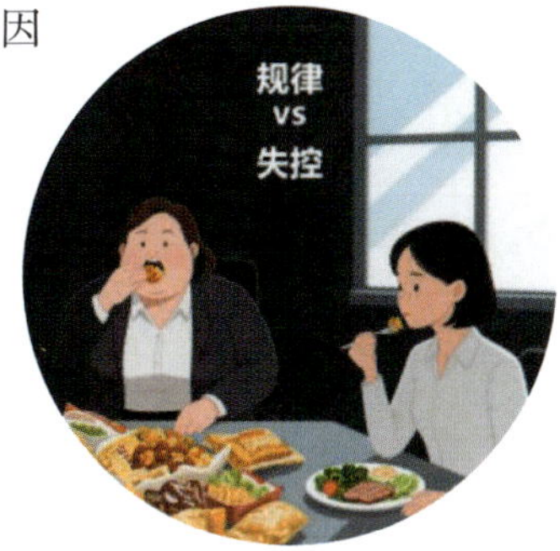

常见的轻断食模式包括以下几种。

（1）16/8 模式，每天连续禁食 16 h，进食控制在 8 h 内（如中午 12:00 到晚上 8:00 之间进食，其余时间禁食）。

（2）14/10 或 12/12 模式，更温和，适合初学者，即每天保持 10 ～ 12 h 的自然空腹期。

（3）5：2 模式，每周选择 2 d 限制热量摄入，其余 5 d 正常饮食（需设计合理）。

从本质上看，轻断食的重点并非“少吃”，而是在什么时候吃、吃多长时间，以及让身体有多长时间可以不消化、转而修复。

身体在“断食时段”里，都在做什么？

不吃不等于不发生变化。相反，在停止进食之后，身体内部开启了一系列平常不易被激活的“整理程序”。

1. 启动自噬机制

2016 年，日本细胞生物学家大隅良典因发现自噬机制获得诺贝尔生理学或医学奖。

当处于空腹状态时，细胞会清理损坏的线粒体、蛋白质碎片、老化细胞膜等“细胞垃圾”，这就是“自噬”。

自噬是细胞清除受损蛋白质和细胞器的关键机制。动物研究显示，它可能延缓阿尔茨海默病等衰老相关疾病的发生发展，同时这一机制也被视为预防代谢性病变的重要生理过程。

2. 胰岛素水平下降，胰岛素敏感性上升

进食会刺激胰岛素分泌，用于将血糖送入细胞。长时间频繁进食可能让胰岛素常年处于高位，导致细胞“麻木”，形成胰岛素抵抗（是2型糖尿病和脂肪堆积的主要诱因）。

而轻断食让胰岛素得到“休息”，从而提升敏感性，提高脂肪代谢效率。

3. 增强代谢柔韧性

这是一种“切换燃料能力”——当体内没有新的碳水化合物摄入，身体会学会动用脂肪供能。

长期高频进食让身体习惯只用糖作为能量，而断食时段则重新训练身体使用脂肪和酮体，增强代谢灵活性。

4. 激活脂解过程，减少内脏脂肪积累

长时间不摄入能量会激活脂解酶（lipase），分解脂肪细胞中的三

酸甘油酯，转化为游离脂肪酸和酮体使用。特别是对腹部脂肪的动员能力更强，有利于减少“代谢性肥胖”。

轻断食并不适用于所有人，它是一种“工具”，不是“信仰”

轻断食听起来好处多多，但它不是“灵丹妙药”，也不是适合每个人的万能策略。

1. 适合人群

工作节奏规律、饮食结构清晰，目标为体态优化与代谢修复者。

有暴食习惯，但希望建立饮食边界感的人。

生活作息偏晚（不吃早餐人群）可尝试合理结构化的16/8模式。

2. 不建议人群

正在发育期的青少年。

孕妇、哺乳期女性。

有低血糖、糖尿病、进食障碍病史者。

精神状态波动较大、有严重焦虑或强迫倾向者。

正因为轻断食会影响激素调节和心理节奏，所以“认知配套”与“结构设计”必须同步进行。不是人人都要“断”，但人人都可以重新安排“进食节奏”。

小结：轻断食的科学意义不在“少吃”，而在“空出来”

轻断食的真正价值，在于让身体拥有一种“非进食状态下的自主调节能力”：

它不是一种“挑战意志力”的试炼。

它不是一种“永远都不能吃甜”的饮食法。

它是一种调和身体节律的工具，是一次代谢逻辑的重构。

在下一节，我们将带你从现实生活出发，解析“轻断食为什么常常失败”，并逐步教你设计出“适合你”的饮食窗口节奏。

03 生活案例：轻断食为什么总是“看起来简单，做起来很难”？

在社交平台上，轻断食似乎是最容易上手的一种饮食法——“只需要不吃就行”“只要控制好时间，其他随意”，听起来几乎没有门槛。

但实际尝试过的人才知道，那些宣传中的“轻松减脂”“自然轻盈”，一旦进入现实生活，就成了：

晚上饿得翻来覆去睡不着。

白天血糖波动，注意力无法集中。

情绪低落、暴躁、没耐心，影响工作表现。

断食结束后“暴食报复”，吃得比平时还多。

本来想借此建立健康的进食节奏，反而陷入焦虑与内疚循环。

轻断食的挑战，从来不是“不能吃”，而是“不知道怎么安排吃、不知道为什么这么吃”。

我们来看看几种常见的“轻断食失败场景”，它们并不是方法错，而是节奏与生活不匹配，目标与结构不对称。

案例一：通勤上班族错用 16/8 模式

小宁是一名朝九晚六的办公室职员，她以前出门之前必须吃点东西维持精力。最近，她尝试了 16/8 轻断食计划，把进食窗口设在中午 12:00 到晚上 8:00。

但实际操作中，她发现：

上午 9:00 左右开始头晕、注意力下降。

每天前半天都是“熬”出来的，效率低下。

到了晚上为了弥补“早上的辛苦”，进食过量、胃肠负担重。

问题本质：轻断食时间设计不考虑工作节奏，早期能量支持缺位，反而破坏了日常状态。

启示：轻断食模式要结合生活时段定制，如可改用“14/10”或“12/12”模式，保留营养性早餐，调整晚餐时间。

案例二：“看视频学来的”断食法，一开始就上手“5：2 模式”，断食日反而吃更多

王先生看到一个减肥博主分享“5：2 断食法”（每周两天仅摄入 500 ～ 600 kcal，其余日子正常饮食），决定照搬执行。

结果是：

断食日情绪极度低落，容易烦躁、注意力分散。

晚上忍不住“稍微吃点”，一吃就停不下来。

非断食日反而吃更多，心里总觉得“应该补回来”。

问题本质：从未做过饮食控制的人直接套用高难度节奏，忽视心理与身体的适应过程。同时，王先生第一次尝试断食，摄入热量过少，导致胃饥饿素水平激增，引发暴食冲动。

启示：轻断食需“养成节奏”，从较温和、生活兼容度高的方案开始，如从“12/12”开始逐步过渡，同时还可将断食日热量提升至 800 kcal，优先选择高蛋白 + 高纤维食物（如鸡胸肉 + 西蓝花）。

案例三："断食 = 减肥"，忽视了结构搭配与营养质量

张女士执行轻断食两周，虽然成功减轻了体重，但却出现了以下问题：

明显感到体力下降，运动时乏力。

睡眠质量变差，易醒且梦多。

肤色暗沉，便秘加剧。

追踪发现，她在进食窗口期过度依赖低热量食物，如清粥、蔬菜汤、代餐粉，却忽视了蛋白质、优质脂肪与膳食纤维的完整摄入。

问题本质：把"轻断食"误解为"清水断油式节食"，结果影响激素水平、肠道蠕动与能量调配。

启示：断食只是时间上的安排，而非营养剥夺。进食期更应关注食物密度与代谢结构。

案例四：节奏紊乱型生活方式，轻断食反变成"饮食焦虑"触发器

赵先生是自由职业者，作息不规律，饮食时间飘忽不定。他试图通过轻断食"规律作息"，结果却出现：

每天都在想“几点才能吃”“是不是又错过窗口”。

因为一顿早餐临时聚餐而“破功”，自责情绪高涨。

本该减少饮食负担的计划，反而带来了“饮食焦虑”。

问题本质：轻断食被工具化，变成对饮食控制的执念，造成心理压力。

启示：饮食节奏管理是为了减压，而非增加负担。轻断食不该是一种“标准答案”，而是“弹性边界”。

小结：不是轻断食难，而是你“节奏没找对、结构没设计、目标没统一”

很多轻断食失败的例子，并不是意志力不够，而是：

没有为自己的生活节奏量身定制方案。

没有理解“非进食时段”对能量与营养的依赖逻辑。

没有与自己的实际状态（职业、情绪、作息）进行整合。

最重要的是，没有把它作为“节奏管理工具”，而只是当作“快速减脂捷径”。

下面，我们将深入展开“如何打造适合自己的轻断食节奏”，从选择模式到设计菜单，为你建立一套科学又灵活的实操方案。

04 现实指南：如何定制适合自己的“轻断食节奏表”？

轻断食并不是“看谁饿得更久”，而是看谁安排得更科学、节奏更持久。

它不是短跑，而是一种饮食与生活节律的重置过程。

很多人失败的原因，不是方法不好，而是方法不适合他 / 她的生活节奏、职业习惯与身体反应。所以，真正的轻断食策略，必须因人而异。

以下是一套完整的节奏定制指南，能够帮助你打造一份无需强迫自己执行，只需匹配自己日常生活的轻断食实践蓝图。

步骤 1：选择“生活兼容型”断食模式，而非流量爆款模式

轻断食有多种形式，常见的见表 10。

表 10 常见轻断食的形式

模式	进食 / 禁食结构	适合人群	说明
12/12	每日进食窗口 12 h	初学者、作息早起者	最温和、最贴近自然节律
14/10	禁食 14 h、进食 10 h	上班族、作息规律者	可覆盖 2～3 餐，利于节奏建立
16/8	禁食 16 h、进食 8 h	偏夜型、早上无饥饿者	需注意首餐营养密度
5：2	每周任选 2 d 大幅限制热量摄入	作息灵活、自控强者	非每日执行，强调代谢刺激
时间漂移式	非固定窗口、按周调整	自由职业者、不定作息者	强调“节奏感”而非“准点”

建议：

初学者→ 12/12 →适应后转 14/10。

夜班族→时间漂移式（按作息调整）。

减脂需求强→ 16/8（结合运动）。

有代谢疾病→咨询医生后再尝试。

步骤 2：定制进食窗口“黄金起止点”，不盲目照搬他人时间表

“我该几点开始吃，几点结束？”这个问题不能由互联网上的“模板”回答，而要结合你的现实节奏。

判断标准：

起始点要确保当天第一餐能补足精力，避免影响早间效率。

终止点不应接近睡前，避免影响消化与睡眠。

考虑每日精神波动时间段，将进食安排在“需要效率”的时段前或中段。

若有固定社交或家庭用餐需求，优先适配“情绪稳定窗口”再优化营养窗口。

示例：

（1）上班族（朝九晚六），可设 11:00—19:00 为进食窗口，早午合并、晚餐不过量。

（2）自由职业者（弹性时间），可设 13:00—21:00，适合中晚餐节奏清晰的人群。

（3）习惯早起者，推荐 8:00—18:00，避开睡前过晚进食。

步骤3：窗口期内如何吃，才能“吃得精”“吃得稳”，而不是“吃得急”？

轻断食窗口期常见错误：

“饿过头后一口气吃太多”。

“以为有时间限制，越快吃越划算”。

“只注重热量，不注重食物结构”。

“错把进食窗口”当作“补偿窗口”。

我们强调：窗口期内的饮食结构比热量更关键。

但与前文不同，这里强调的是时间与饱腹节奏的调和，而非“摄入什么营养素”。

（1）首餐建议，避免高糖、高脂的空腹暴击，可先吃易消化、低负担的食物（如蛋白质 + 杂粮 + 温热流质）。

（2）中段加餐建议，可加入轻型能量（如坚果、果蔬泥、原味酸奶），维持血糖稳定。

（3）尾餐建议，不过晚、不过饱，注重消化负担与睡前停留时间，建议以汤品、蒸煮类为主。

步骤4：应对不确定性设“弹性机制”，而非“自责机制”

很多轻断食失败的“断点”，不是因为“太饿”，而是因为：

一次临时聚餐破坏计划。

假期作息打乱节奏。

某天情绪低落导致暴食。

我们倡导的不是“每日打卡完美轻断食”，而是建立一个可调节、有边界、能容错的节奏系统。

设置“调整日”：每周最多允许 1 ~ 2 次非计划性进食，回归当日不纠结，重启节奏即可。

提前沟通或应变机制：与家人或同事预告饮食安排，聚餐时主动选择窗口内用餐。

建立反馈机制：记录当天节奏、饥饿曲线与精神状态，找到最适合自己的窗口公式。

小结：不是“按表吃”，而是“按自己活”

一个适合你的轻断食节奏表，必须满足三项核心指标：

生活兼容性：不打乱作息，不影响社交。

身体响应性：不会导致疲劳、注意力下降或情绪波动。

节奏连续性：能容许偶尔调整，但始终保持“有边界的饮食意识”。

轻断食的意义，不是为了“完成一个挑战”，而是慢慢学会尊重身体的节律感。

下面，我们将走入更深一层的反思与重建——轻断食，不仅能够使我们的身体轻盈，也能使生活节奏与心理状态更加轻盈。

05 理念转变：节食是压榨身体，轻断食是调和节奏

很多人开始轻断食，是为了瘦；坚持轻断食，是为了稳；最后真正收获的，却往往是与身体重新建立一种温和的关系。

在传统减肥话语里，“节食”常被当作决心的体现，是克制、压抑、负重前行。我们一度相信：吃得越少，瘦得越快；忍得越辛苦，效果越好。

可现实呢？

过度节食的人，往往：

白天脑子转不动，晚上控制不住想吃。

体重刚刚降一点，月经却不规律了。

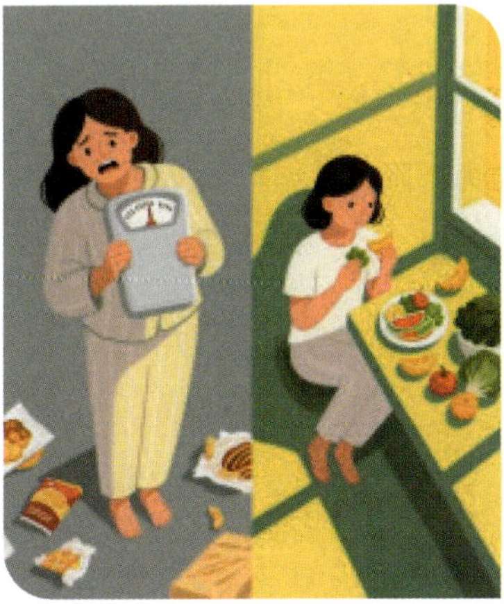

瘦是瘦了，却没了精气神，身体线条也不清晰；一旦恢复正常饮食，反弹速度比减重速度还快。

节食，其实是一种“短期暴力干预”，它试图用“极限状态”去压缩身体的自然节奏。结果是，身体记住了你对它的压迫，而不是你想要它改变的意图。

而轻断食的价值在于，它不是剥夺，而是协商；不是压榨，而是调和。

它不是教你“不吃”，而是教你“什么时候吃才对”。

轻断食不是对抗身体，而是听见身体

当我们习惯性地在“该吃不吃、该饿不饿”的状态中生活时，身体的饥饿感和饱足感往往已经模糊，甚至被压制。

轻断食提供的第一个益处，是重新唤醒身体的节奏感：

让你真正知道什么是饿，而不是嘴馋。

让你区分“需要进食”与“情绪反应”。

让你从“每隔三小时找吃的”状态中脱敏，感受到空腹的清醒、吃饭的满足。

我们不需要通过食物填补每一次无聊、焦虑、倦怠，我们只是需要一个边界，让食物重新回归滋养者的角色。

与其说轻断食是在“限制饮食”，不如说它在“拓宽生活”

当食物从一日五六顿的“全天候陪伴”退出，当我们不再围着“下一餐吃什么”转圈，生活的重心会悄悄发生改变：

工作效率提高了，因为少了“餐点 + 倦怠”循环。

思维更清晰了，因为血糖起伏减少。

时间变得更有序了，因为吃饭变成了“被安排”而不是“被打断”。

心态也更松弛了，因为我们终于不用时刻计算“我吃多了没？”。

轻断食提供的，是一种生活节奏的精简，它帮我们从碎片化的摄入中，重新拉出完整的时间带，把注意力从“进食”转向“状态”。

真正成熟的饮食节奏，不是精准控制，而是有张有弛

你可以在一段时间里严格执行轻断食窗口，但也可以在特殊时段（聚会、节日、出差）灵活调整，不必陷入“破戒 – 懊悔 – 反弹 – 自责”的恶性循环。

你知道什么时候吃，为什么吃，也知道吃之后该如何继续。这种掌控力，才是轻断食最深远的影响。

当我们脱离“完美饮食主义”，我们会发现：

偶尔吃一块蛋糕不叫失败。

偶尔多吃一餐不叫放纵。

只要你掌握节奏，身体不会因为一顿饭而崩盘。

轻断食给人的，不是“身材变瘦”的一时奖励，而是生活掌控感与身体信任感的逐步积累。

小结：控制，不等于压制；节奏，才是自由的前提

节食是一种“求速”的逻辑，而轻断食是一种“求稳”的姿态。前者强调结果，后者强调过程。

我们需要的不是“最强的控制力”，而是“最适合自己的节奏感”。

轻断食不是禁食，不是挑战，也不是流行趋势。

它是一个提醒：你的身体，也需要空白，也需要缓冲，也需要重新呼吸。

与其压榨它，不如放慢一步，听听它的声音。

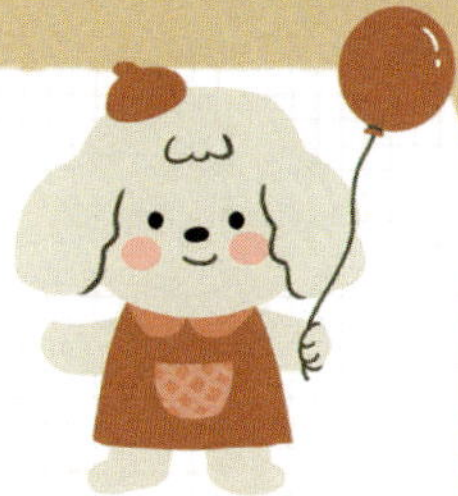

打卡手账

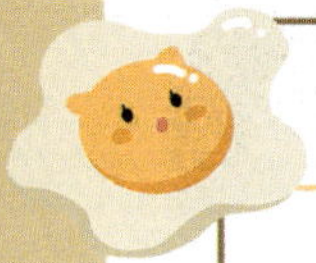

第十一计

饮食节律计

——什么时候吃比吃什么更重要

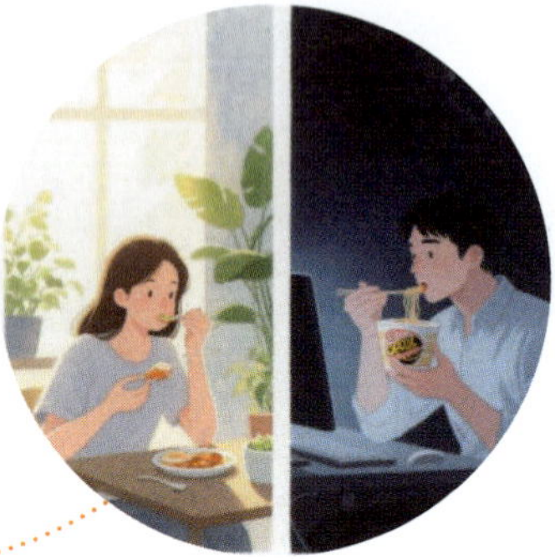

01 引子：你吃对了食物，但为什么还是容易胖、犯困、没精神？

“我吃得已经很健康了啊，都是低脂、高纤、无糖的食物。”

“我一日三餐都很规律，少油少盐，怎么还总是容易疲惫、反应迟钝？”

“我每天摄入热量都在标准范围内，但减脂效果就是不明显，反而最近脸色发黄，晚上睡不踏实。”

你是否也有过类似的疑惑：明明吃得“对”，却感受不到预期的轻盈和精力充沛？

很多时候，问题并不出在“吃什么”，而是吃的“时间”出了问题。

是的，进食不是“随时随地想吃就吃”的事，身体其实有一套自己的“时间表”。而我们大多数人，不是吃得太多，而是吃得时间不对。

在理想状态下，我们早上醒来，身体准备开始新一天的代谢过程。随着太阳升高，胰岛素敏感性上升、消化酶分泌活跃、基础代谢率爬升——这时是进食的黄金窗口。

但现实中，很多人的饮食节奏是这样的：

早餐随便应付，甚至干脆不吃。

中午吃得太快、太晚，血糖大幅波动。

下午补食一杯甜饮 + 点心，进入“高糖 + 低效”状态。

晚上拖到八点以后才吃晚餐，还忍不住再来点夜宵。

睡前胃里还在努力工作，肝脏却早已进入“修复模式”。

结果是：

食物在“身体代谢效率最低”的时间段摄入，导致脂肪囤积加剧。

睡眠质量变差，身体无法顺利进入修复周期。

白天容易犯困，晚上反而精神兴奋，昼夜节律倒错。

久而久之，会出现“饮食结构没问题，但人却越来越疲惫”的现象。

这并不是少数人的偶然问题，而是一个普遍被忽视的误区。我们学了怎么选食物，却很少有人教我们——什么时候吃才正确。

其实，人体是一个“时间驱动型代谢系统”，就像一座依照阳光升落来运行的工厂。不同时间段，身体的吸收能力、血糖调节能力、能量利用路径都在发生变化。如果进食时机与生物节律不匹配，就算吃得再“健康”，也可能被身体当成“负担”，而不是“营养”。

在这一章，我们不讨论“吃什么”或者“吃多少”，而是引导你重新审视：你每天吃饭的“时间点”，是否真的在为你的身体服务？

我们将一起探索：

为什么早餐不该随便吃，晚餐不宜太晚吃。

什么是“代谢黄金窗口”？它如何影响你的精力、线条、睡眠？白天的进食节奏是否与身体激素水平同步？

如何为自己设计一张符合昼夜节律的饮食作息表？

当你真正理解了饮食与时间的配合逻辑，就会明白——吃对时间，比吃对食物更重要。

02 科学辨识：人体的“生物钟代谢系统”如何影响你的一餐？

我们习惯以“营养成分”来衡量食物的价值：蛋白质、脂肪、碳水化合物、热量、维生素……却很少有人意识到：食物在不同时间摄入，即使成分完全相同，身体对它的代谢反应也可能截然不同。

为什么同样一碗饭，上午吃可以提供能量，而晚上吃却更容易转化为脂肪？

为什么深夜吃甜食让人失眠，而清晨吃却能迅速清醒大脑？

这并不是心理暗示，也不是单纯的“吃多吃少”，而是人体内的昼夜节律系统在发挥作用。

人体是一套“跟着太阳运行的代谢工厂”

我们每个人体内都存在着一组生物钟，又称昼夜节律（circadian rhythm），它控制着我们的睡眠、体温、情绪，甚至包括——我们在一天中什么时候最适合进食与代谢。

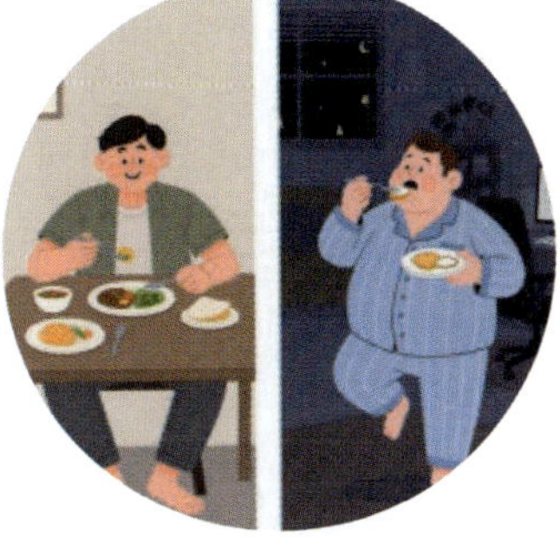

这个生物钟不是模糊的概念，而是由一套复杂的“节律基因”主导，像指挥家一样，协同控制着以下代谢环节：

（1）胰岛素分泌节律，胰岛素敏感性受昼夜节律和光照调节，白天光照抑制褪黑素分泌，增强胰岛素作用，快速将血糖送入细胞转化为能量；而夜间褪黑素升高降低胰岛素敏感性，同样的糖分更容易转化为脂肪储存。

（2）肠道活动节律，胃排空速度、胆汁分泌量、消化酶活性均在白天增强，夜晚逐渐减弱。

（3）食物热效应节律，研究表明，相同饮食在上午摄入的食物热效应比晚上高 20%，即上午吃可多消耗约 50 ~ 70 kcal（*Obesity*，2020），故人体在白天更容易“燃烧”摄入的热量，晚上则趋向储能与修复。

（4）饥饿素与饱足激素（如胃饥饿素与瘦素）节律，饥饿素由胃部分泌，向大脑发送“饥饿信号”。规律进食可稳定水平，减少暴食冲动；同时受光照和进食节律影响，过晚进食会干扰其自然分泌。

换句话说，我们并非“全天候摄食动物”，身体在清醒时有能力处理食物，而在夜间则偏向维持、修复、清扫与储备。

摄入时间决定代谢路径，而不仅是热量去向

设想这样一个场景：

上午 9:00，你吃下一碗燕麦加鸡蛋，体内胰岛素水平适中，血糖

平稳上升，能量被用于脑力与体力活动。

晚上 9:00，你吃下同样一碗燕麦加鸡蛋，胰岛素敏感性下降，血糖处理缓慢，未消耗的葡萄糖转化为脂肪储存。

长期下去，即使总热量不超标，也会出现脂肪累积、胰岛素抵抗、内脏负担上升等问题。

这就是“进食时机影响能量命运”的代谢逻辑。

不仅是糖，脂肪与蛋白质的处理效率也随着时间波动：脂肪代谢在夜间减慢，夜间胆汁分泌减少，更易引发胆囊胀闷、胃胀等不适；蛋白质修复在夜间依赖于稳定睡眠环境，若与大量餐后代谢叠加，会干扰修复质量。

饮食错位，会让“生物钟脱轨”

现代生活节奏，让很多人处于“生物钟错位”的状态：跳过早餐、熬夜吃夜宵，让身体的代谢周期和实际进食行为严重脱节；长此以往，可能诱发慢性炎症、胰岛素抵抗、代谢综合征等系统性风险。

研究显示，相同热量摄入，夜间饮食人群平均体脂率更高，血糖波动更剧烈，即使控制饮食种类也难以完全抵消影响。

这就像一列火车，如果晚点出发、站点错乱，就算车头动力再足，也难以顺利抵达终点。

时间营养学：现代营养学正在回归“时间”本身

近年营养科学中的一个重要趋势，就是时间营养学（Chrono-nutrition），它强调营养摄入应顺应身体的生理节律，而不是只看“成分”。

这一理念告诉我们：

早餐是唤醒代谢的“点火键”，不应跳过。

午餐是供能的“中场发力点”，应注重营养密度。

晚餐应是代谢的“减速带”，适当减负是核心。

夜宵不应成为“情绪泄洪口”，它在代谢上几乎无利可图。

“吃得对时间”，是一种更高阶的营养判断力。

小结：吃对的时间点，胜过吃对的食物量

节律决定效率。我们的代谢系统像一部天然的钟表，如果你顺着它走，它会给你轻盈与精力；如果你反着它走，它只会留下疲惫与反弹。

下面，我们将从生活中最常见的饮食误区出发，看那些“吃得健康却吃错时间”的真实案例，帮你对照自身，找出节律紊乱的关键盲点。

03 生活案例：吃对了食物，吃错了时间，结果还是反弹、疲惫、焦虑

在营养咨询中，我们常常遇到这样一类“努力型饮食者”：

他们严格控制热量摄入，认真选择健康食材，甚至掌握了不少食物搭配技巧，却始终被一些问题困扰。

这些情况听起来熟悉吗？

如果你也是这样，那你可能忽略了一个问题：你吃的时间不对。

让我们来看三个真实场景——它们并不极端，但却极具代表性。

案例一：营养充足的晚餐，却总是让她越吃越累

林女士，35 岁，公司中层，饮食习惯良好：晚餐常以糙米、蒸鸡胸肉、拌蔬菜为主，还会搭配一碗紫菜豆腐汤，看似非常“健康”。

但问题在于——她的晚餐时间，往往在晚上 9:00 后，吃完还要处理公事，入睡时间推迟至凌晨 1:00 左右。

她的反馈：

“我吃得真的很清淡，为什么每天睡前胃还是很胀，第二天醒来还觉得困倦？”

背后的问题是“晚餐过晚 + 高蛋白 + 进食后无缓冲”。

林女士 21:00 进食高蛋白晚餐，此时消化系统已进入低效时段。胃排空需 4 ～ 6 h，直接抑制褪黑素分泌；蛋白和膳食纤维的代谢负荷加重，加上晚饭后大脑仍在高负荷运转，导致睡眠质量降低、夜间代谢紊乱，第二天自然状态低迷。

案例二：规律的一日三餐，却在“节律性错位”中陷入代谢混乱

宋先生，42 岁，互联网公司项目经理，自认为饮食规律：

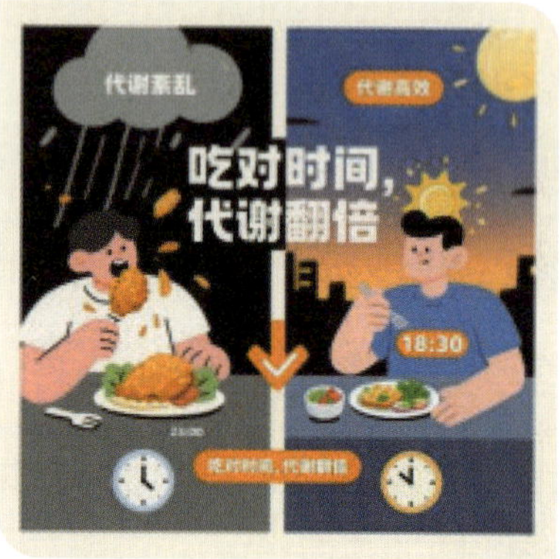

早餐 8:30、午餐 13:00、晚餐 20:30，三餐不落，并经常自带营养配餐。

但他经常反馈：

“我总感觉中午脑子最昏沉，晚上反而思维活跃，常常凌晨还不想睡。”

这正是典型的“节律性错位”问题：

中午进食时间过迟（超过生理消化高峰时段），消化与思维竞争能量，结果两个都“打折”；晚餐偏晚，且用餐后未充分让机体休息，导致皮质醇水平升高、褪黑素分泌推迟，昼夜节律反转；久而久之，他的大脑、胃肠、激素系统“彼此脱节”，形成代谢性疲惫状态。

案例三：夜班护士的“倒时差饮食”，掏空了她的恢复力

赵护士，28岁，三班倒工作制。夜班期间习惯凌晨2:00吃“晚餐”：白米饭 + 炒菜 + 小碗汤。看似热量不超标，但问题频频出现：

日间睡眠浅，容易醒；白天容易情绪低落；三个月内体重上涨了4 kg。

医学研究指出：夜间进食扰乱褪黑素分泌与胰岛素调节，促进脂肪生成，破坏细胞修复机制。天黑后，大脑启动“睡眠模式”，分泌褪黑素帮你入睡——但深夜进食就像突然打开客厅大灯，强行打断了这个过程。

即使她饮食结构本身无问题，“摄入节律与身体修复节律错开”本身就足以引发长期的代谢紊乱。

小结：不是你吃错了东西，而是吃的时钟“走偏了”

我们常说：“你吃的每一口食物，身体都记得。”

但其实，身体还会记住你“如何吃的这些东西”。

吃得太晚，错过了代谢高峰时段。

高频次进食，打乱了节律性。

吃得太快、太赶，丧失了身体对饥饱的自然反馈。

真正成熟的饮食管理，不只是“吃的对”，更是“吃得对”。

在下一节，我们将进入实操层面，帮你构建一套真正匹配身体生物钟的饮食时间表，让食物的营养价值得到真正发挥。

04 现实指南：为身体制定一张“饮食作息时间表”

你也许已经知道每天要吃三餐，甚至掌握了怎么吃得更健康。但如果没有按照身体节律来安排吃的“时间点”，就很容易事倍功半。

食物的结构决定你摄入了什么，但食物的时间点，决定你身体如何处理它。

这节我们不谈“吃什么”，我们只聚焦一个核心问题：“你每天吃的时间，是否真的适合你的身体运行节律？”

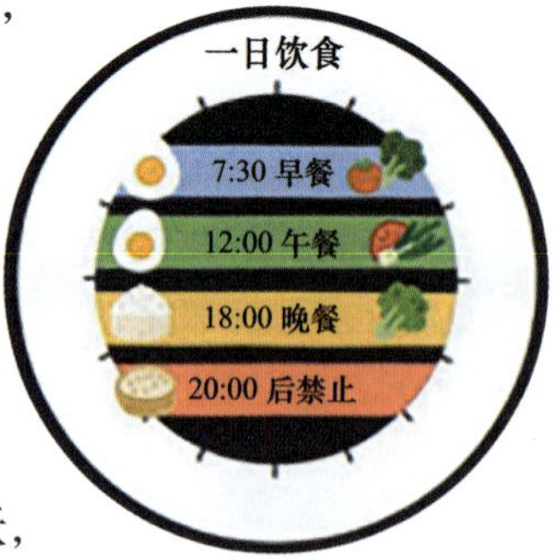

步骤 1：制定“代谢友好型”的基础进餐时间框架

原则：不是“规律”就好，而是“与生理节律同步”才有效。人体白天代谢活跃，晚间以修复为主。

我们建议你围绕以下“节律型时间轴”来设定进餐节奏（表 11）。

表 11　节律型进餐时间推荐表

餐次	推荐时间段	原因
早餐	起床后 1 h 内（6:30—8:30）	唤醒代谢，启动全天能量代谢系统
午餐	11:30—13:30	胰岛素敏感性高，能量供需平衡
晚餐	17:30—19:30	避开胰岛素分泌低谷，减少脂肪积累风险

关键点：晚于 20:00，建议仅摄入清淡小份流食（如蔬菜汤、低脂牛奶），避免主食 + 油脂 + 蛋白叠加组合，否则会进入“夜间储能模式”。若需进一步减脂，可结合第十计的轻断食策略，进一步压缩进食的时间窗口。

步骤 2：建立“节律对齐”的加餐节奏（不是乱吃，是协助调衡）

合理加餐不是“嘴馋式吃点东西”，而是用于修复节律波动、增强代谢稳定性的辅助策略。

推荐加餐时间及功能见表 12。

表 12　加餐时间及功能

时间	功能
上午加餐（10:00—10:30）	应对早餐能量衰退，维持工作专注力
下午加餐（15:00—16:00）	防止血糖骤降引发“傍晚暴食”
睡前点心（仅限特殊人群）	如老年人或特殊药物用户，可补充轻型碳水化合物配温奶，避免夜间低血糖

注意：加餐时间的“规律性”比加餐本身更重要，避免“有时吃、有时饿”的紊乱刺激。

步骤 3：特殊节奏人群饮食时间对照方案

不同职业、作息人群的节律差异较大，以下是现实可行的时间安排建议（表 13）。

表 13　不同人群类型的推荐节奏安排

人群类型	推荐节奏安排
上班族（朝九晚六）	早餐 7:30，午餐 12:30，加餐 16:00，晚餐 18:30
夜班族（0 点下班，白天休息）	早晚两餐调整顺序，确保“醒后 1 h 吃，睡前 3 h 停食”
学生 / 久坐学习者	固定三餐时间 + 下午加餐，避免“学累了就吃”误区
自由职业者	建议人为“锁定窗口”饮食，防止“全天轻食化”导致节律漂移

步骤 4：三步法建立“节律型饮食节奏感”

①先建立一个固定起点

选定早餐时间，从这一时间点开始向后安排整日用餐节奏，避免“晚起打乱一整天”。

②利用手机日程建立“进餐提醒”

不是为了强制，而是为了强化身体的“节奏认知”，训练生物钟感知进食信号。

③睡前 3 h“饮食空窗”

哪怕只是清水也不再摄入，为身体修复、褪黑素分泌与脂肪代谢腾出空间。

步骤 5：节律型饮食中常见“节奏错乱”信号自测

明明吃饱，2 h 后又饿了→血糖节律波动。

晚饭后困倦、睡前反而清醒→胰岛素与褪黑素错峰。

白天总是想吃东西→激素调节乱序、节律感丧失。

白天没胃口，夜晚胃口大开→生物钟“昼夜颠倒”征兆。

如果你经常遇到以上状况，那么是时候为你的身体重新设定一张“时间营养地图”了。

小结：进食时间，是最容易被忽视的代谢开关

我们已经习惯了问自己：“今天吃什么？”

却很少问：“今天进食时间对吗？”

把饮食从“只管吃什么”提升到“什么时候吃 + 吃什么”的层面，你会发现：

精力恢复了。

睡眠变深了。

同样的食物，身体的反应更顺畅了。

下面，我们将回到观念层面，带你看看真正高阶的饮食掌控力，其实就是为身体调准一只“会走时间的钟”。

05 理念转变：真正的掌控感，从知道“什么时候吃”开始

很多人以为，饮食的掌控力，就是管住嘴、迈开腿。

但随着我们对营养科学理解的深入，我们开始发现：真正高阶的掌控力，不是“吃得更少”，而是“吃得更准”——尤其是吃得更准时。

你或许已经了解如何选择高质量的食物，甚至能掌握热量、比例、营养素配比，但你是否思考过：你摄入这些食物的时间节点，是否恰好是身体最需要它们的时刻？

在身体代谢过程中，时间就像一个看不见的调控因素，它不发声，却影响每一口食物的代谢去向：

一顿高碳水化合物早餐，能成为你上午精力的能量启动器。

同样的碳水化合物，若在晚上 9:00 吃下，可能被识别为脂肪储存对象。

一份蛋白质，如果在白天摄入，能用于修复组织与合成酶类。

如果放在深夜，反而可能加重消化负担，干扰肠胃休息与睡眠节律。

因此，掌握饮食节律，不是为了“刻板控制”，而是与身体达成协同与适应。

不做时间的“逆行者”，才不会让身体疲于奔命

现代社会让我们越来越脱离自然：

深夜灯火通明，三餐时间飘忽不定，吃饭越来越不是为了“需要”，而是为了“方便”。结果就是——身体不堪其扰。

代谢节律紊乱，导致胰岛素敏感性下降。

胃肠黏膜修复时段被进食打断，慢性胃炎高发。

夜间食物滞留消化道，造成睡眠浅、梦多、免疫功能降低。

脂肪开始在“不该储存的时段”悄悄堆积下来。

而更可怕的是——这一切几乎是“悄无声息”地发生的。

你不会在第一天感到异常，也不会在第二周看到体重暴涨，但你会在三个月后发现精力滑坡、体脂悄然升高、生活节奏越来越沉重。

这一切，不是因为你吃得多，而是你吃得不在点儿上。

节律型饮食，是自律进化为自觉的标志

我们常说“自律是自由的前提”，但在饮食节律管理中，真正的自由感来自节奏的稳定：

你不再因为“过午未食”而急躁暴食。

你不再因为“深夜放纵”而第二天满身负担。

你开始能够清晰地感知：自己此刻的饥饿，是生理需求，还是习惯性冲动？

拥有这种感知能力，才是饮食模式成熟的重复标识。

它不是依靠强迫自己打卡，而是通过节奏感重塑“食欲”这件事本身的意义。

真正高质量的饮食管理，与生活节奏，是彼此映照的。

你会发现：

饮食有节奏的人，工作往往更高效，因为能量供应稳定、专注力强。

饮食节律稳定的人，情绪状态更平稳，不容易因“饮食波动”而起伏。

能遵守饮食节律的人，更容易衍生出生活节律的自我调控能力——包括作息、运动、专注状态、情绪调节。

节律，是我们调控所有外在行为的“内在生理时钟”。调好它，饮食就不再是负担，而是一种轻盈的力量感。

小结：饮食节律，是我们与身体达成的“时间协约”

我们无法决定太阳几点升起，也不能改变人体在晚上 10:00 后进入“储能模式”的自然生理机制。

但我们可以做的，是尊重这一机制，在适宜的时间，吃适宜的食物。

你不是靠意志力与身体对抗，而是靠节奏协同，让身体愿意配合你。

从今天开始，尝试不再只问“我今天吃了什么”，而是多问一句：

“我吃这些食物的时间，是否符合生理需求？”

因为真正的饮食掌控感，不是来自吃得少，而是源于摄入时机精准，能量供给适配生理节律。

打卡手账

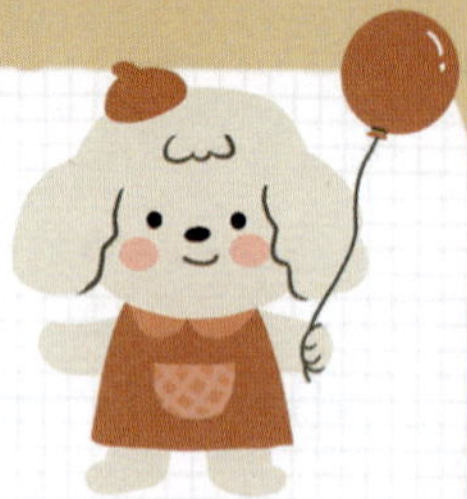

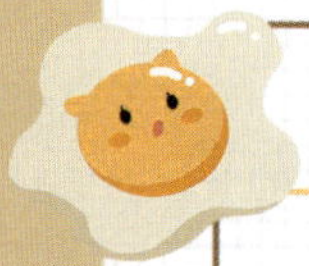

第十二计

外食自救计

——点餐指南，吃出自在好身材

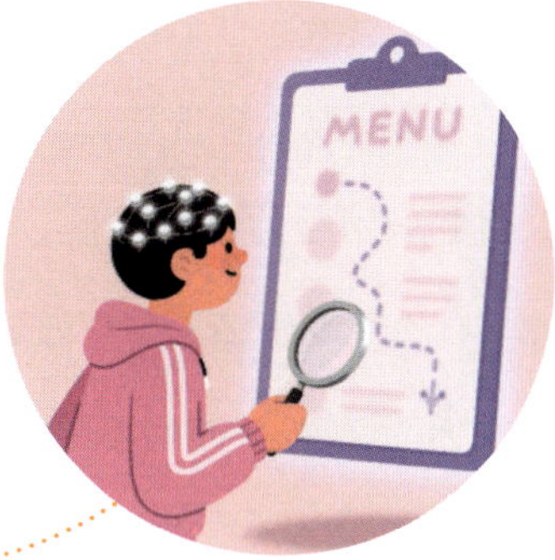

01 引子：不在厨房掌勺，也能守住自己的身材底线

你是否也曾暗下决心：“明天开始规律进食，今天这顿外卖就不计较了。”

你是否也曾在点餐时纠结很久：“既想摄入健康饮食，又担忧选清淡的饮食吃不饱。”

你是否也有过这样的感受：一边想着减脂，一边却夹起了麻辣香锅的牛肉丸。

现代人的饮食节奏早已不同于传统在家一日三餐的模式。外食，已经成为生活的常态，而不再是偶尔的“放纵”行为。

写字楼午餐时段，最常见的多为快餐便当和外卖打包；夜晚回家路上，路边的烧烤摊比家里的锅碗瓢盆更具“现实吸引力”；即便是讲求生活质量的年轻人，也愈发倾向于咖啡店轻食、日料便当或清爽沙拉作为日常饮食选择。

相应问题也随之而来：频繁外食，让我们越来越难判断自己究竟吃了什么、吃了多少、吃得是否合理。

你或许知道，减脂不能吃油炸食品，不能喝含糖饮料，主食要控制，蛋白质要补充……但当你面对菜单、身处人情饭局、面对疲惫后只能叫一份外卖的晚上时，这些理论却常常“临场掉线”。

我们不是不知道怎么吃，而是在外食情境下，很难执行自己理想中的“吃法”。于是，一种心理悄悄滋生出来：

“反正点外卖就别太讲究了”。

“外出吃饭本来就不能控制那么多”。

“这顿先吃了，明天再开始健康饮食”。

看似只是一次次的小放纵，却成为我们饮食管理中的“隐形断点”。因为真正拖垮我们状态和身材的，往往不是节假日的大餐，也不是某次的夜宵，而是每天都在进行、但从未被重视的“常态化外食”。

但外食真的无解吗？答案是否定的。

事实上，外食本身并不构成问题。现代饮食结构早已不能再依靠“回家吃饭”来完成营养均衡的需求。我们真正要面对的，是“如何在不掌控厨房的情形下，依然掌握主动权”。

外食不等同于放弃管理，只要掌握一套灵活可调的策略，你依然可以做到：

吃得舒适，而非暴饮暴食。

选得聪明，而非拘泥于“低卡”。

聚会应酬后能迅速调整，而非陷入“破罐子心理”。

饮食自由，从来都不意味着无限制；而是你有能力在无完美选择时，做出不让自己后悔的选择。

本计，我们将一起拆解那些“看起来无害、吃起来轻松”的外食误区，从快餐点单到社交聚餐，从外卖午餐到深夜便当，帮你建立一套实用、灵活、不焦虑的外食决策模型。

我们不会教你“十个减脂必点菜单”，也不会推销“清汤寡水的饮食模板”。

我们要做的，是帮你在现实生活中，找到一种既不失控，也不自责的进餐方式。

因为，真正成熟的饮食管理，从来不是在厨房里实现的。它发生在你坐在外卖 App 前的一秒钟，发生在你面对菜单犹豫的一分钟，也发生在你饭局结束、决定是否“再来一杯”的那十秒钟。

让我们一起开始，打造一份属于现实生活的“外食自救计划”。

02 科学辨识：高能密度饮食的“隐性陷阱”与可控原则

你也许不会点选炸鸡套餐，也不会随意放纵于奶茶和甜品中。但当你打开外卖平台，选择一份牛肉饭加小菜，或者在餐厅中点了沙拉、意面配汤，看似“相对健康”的选择，却往往悄然埋下了身材管理和能量代谢调控方面的隐患。

为什么吃完一顿沙拉还是觉得饥饿？为什么看似简单的一份汤面，热量却比家常便饭高出数百千卡？为什么吃外卖期间，总是更疲惫、更焦虑、体重波动大等情况？

问题不一定出在你吃了什么食物，而是出在你以为自己“吃得不多”，实际却存在“进食频率过高”“脂肪摄入过量”“膳食结构失衡”。

你看不到的，往往比你看到的更“致胖性”

外食最容易高估的是食物体积，低估的是能量密度。

我们习惯用眼睛判断食物：觉得量少就安全，觉得量大则致胖。但在营养学中，有一个更关键的指标，就是我们之前提过的“能量密度”：即单位重量食物中所含的热量。

一份 300 g 的青菜炒饭≠一份 300 g 的清蒸鱼蔬菜。

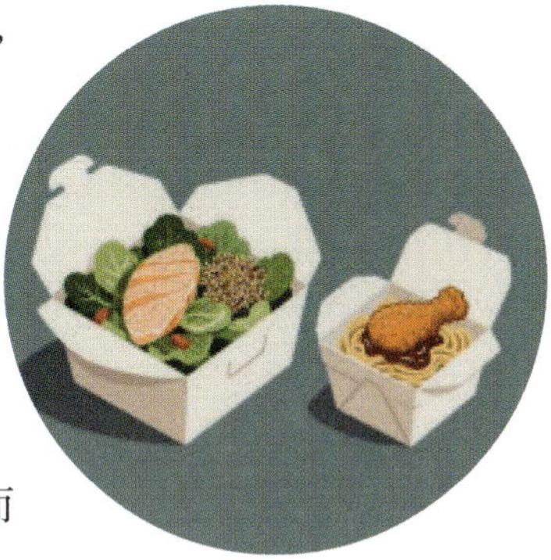

一碗看似“汤汤水水”的酸辣粉，其能量密度可能趋近于肉类炖菜。

一杯“低脂酸奶”若混入大量坚果、蜂蜜、麦片，其能量可与完整一餐能量摄入相媲美。

你摄入的不仅是“菜的种类”，而是“每一克食物中蕴含了多少热量值”。

外食之所以隐蔽，是因为它让你摄入了“高能量密度、低饱腹感”的组合：大量油脂 + 精制碳水化合物 + 隐匿性糖盐 + 少量膳食纤维 + 不完全蛋白。

这些搭配让你：

进食时轻松，咀嚼耗能低；餐后饱腹感维持时间短。

更容易诱发下一餐的“超量补偿”。

外食的“结构扭曲”：低膳食纤维 + 高脂肪 + 快感型碳水化合物的完美诱导

外食为了追求“口感”与“满足感”，会大量采用以下结构组合（表 14）。

表 14 外食的种类及坏处

种类	坏处
重油炒制	提升香味，降低饱腹感
高盐调味	刺激味觉感知，增强快感
高糖酱汁 / 主食	快速提升血糖，引发“进食舒服”的错觉
蛋白质比例偏低	肌肉维持不足，后期易出现代谢迟缓
膳食纤维缺失	消化速度快，饱腹感消失早，肠道负担大

这种组合最危险的不是某个单一成分，而是它对饮食行为节奏的长期破坏：

吃快→消化慢。

饿得早→吃得多。

吃完累→不想动。

这种“饮食惯性”，会逐渐削弱人们对身体饥饱感的识别能力，让人们失去对进食行为的主导权。

被“健康伪装”误导的感官判断：轻食≠轻负担，沙拉≠低热量

现代外食还有一类“新型健康陷阱”——外观状态看起来健康，但营养结构失衡：

“轻食沙拉”常见搭配：沙拉酱 + 坚果 + 玉米粒 + 大块牛油果 +

少量蛋白质类食材。

“全麦三明治”所夹食材组成：奶酪 + 腌肉 + 高热量酱汁 + 甜味面包片。

“无糖饮品”实际甜度被甜味剂增强，更容易增加对甜味的依赖。

这些食物不一定“不健康”，但如果你忽略了其整体结构和总热量，很容易在“吃得清淡”的错觉中出现热量摄入超标。例如某连锁餐厅沙拉使用的千岛酱（50 g/ 份）含热量为 300 kcal（数据来源：该品牌官网营养信息），相当于 300 g 熟米饭的热量。

此外，这类食物往往咀嚼要求低、摄入速度快，容易造成“吃进去了还没意识到”的进食模式，更难让大脑形成饱足信号。

改变思维：外食不是“不能吃”，而是要有“结构应变力”

真正成熟的饮食管理者，并不是每顿都吃得完美，而是能在不确定的外部条件下，用一套相对可控的判断方式完成“快速结构调整”。

这包括：

看懂一份菜单的“脂肪密集点”。

在没有完美选项的情况下优先补充蛋白 + 高纤元素，反思“仅看食物体积不看热量”的认知误区。

培养“感官辨识”能力，而不是只靠“好吃不好吃”来点单。

只要你拥有这些判断力，哪怕没有营养标签、没有热量计算器、没有称重工具，你依然可以稳住饮食的结构性节奏。

小结：你的点餐方式，正在塑造你的代谢节奏

我们终究生活在现实世界，而不在饮食试验室。真正决定你身体状态走向的，是在真实生活中，你如何“点下那一单”。

外食在现代生活中较为常见，不应将其视为饮食管理的例外情况，而应将其纳入日常饮食规划中，以更科学地进行饮食管理。

你不需要每次都吃得完美，只需每次吃得清醒。

在下一节，我们将以真实生活中的点单场景为依托，解析那些“看起来合理、进食量失控”的外食误区，帮你构建适合自身的“弹性点餐模型”。

03 生活案例：点错一顿饭，不只是多摄入几卡路里

如果你觉得“偶尔点错一顿饭无伤大雅”，那你可能低估了一次膳食结构错配对身体节奏和进食习惯产生的连锁反应。

在外食成为日常主流的今天，真正导致饮食状态失衡的，不是某一顿炸鸡，也不是某次烧烤，而是你反复选择了“热量

高 + 饱腹感低 + 代谢负担重”的膳食结构组合，却浑然不觉。

以下三个生活案例，来自最常见的点单场景。你可能不曾意识到，它们的“代谢代价”远比账单价更高。

案例一：工作日“想吃得简单点”，点了盖饭 + 奶茶——结果整个下午效率低下

小林，28 岁，媒体策划，午休时间紧张，常在外卖平台点“套餐一条龙”：酱烧牛肉盖饭 + 柠檬茶一杯。

吃完感觉满足又轻松，但不到 2 h 她就开始犯困，注意力涣散，嘴里隐隐想吃点甜的。她以为是“累”，其实这是典型的碳水化合物 + 高糖组合导致的血糖急升后快速回落。

牛肉虽然看起来是蛋白质，但因为调味重、酱汁多，实际脂肪含量高。

米饭量远超自家碗装容量，再加上浓酱吸附，热量密度上升。

柠檬茶表面无奶油，却含有 20 g 以上糖，进一步推高血糖峰值。

结构上缺乏蔬菜与纤维，胃排空快，饱足感维持时间短。

结果不是“吃太多”，而是“吃得过快、过密、过单一”。

这顿饭的代谢反应，不止反映在能量层面，更影响了她整个下午的专注度与身体稳定性。

案例二：朋友聚餐 3 h 吃了火锅，“吃得不多但回家水肿、第二天暴饿”

小张，33 岁，销售经理，一周一次朋友聚餐是她的“减压时光”。

这次大家选了看似清淡的火锅，自己吃得不多，只点了蔬菜、牛肉和豆腐，外加半碗白米饭。

但她第二天醒来发现：眼皮浮肿、手指紧绷、脸部松弛；上午 10:00 就饥饿感来袭，忍不住加了餐。

这是典型的“盐负荷 + 高油汤底 + 延长进食窗口”的综合后遗症。

火锅底料 + 蘸料含钠约 3 000 mg（超日推荐量 150%），导致细胞外液潴留，引发水肿；久坐 + 边聊边吃让“用餐时间拉长 3 h”，延迟了身体进入修复模式。

肠胃在夜间高强度运转，褪黑素分泌受阻，影响睡眠深度。

第二天胰岛素节律未恢复，饥饿感更强、能量利用效率更低。

看似“吃得不多”，但结构错位、进食错时，让她在不知不觉中滑出了代谢节奏轨道。

案例三：“低脂健康”的沙拉轻食，吃完却总是饿得快、状态低迷

小周，26 岁，自由职业者，坚持午餐不叫外卖，只吃轻食沙拉。

常规组合：生菜、鸡蛋、玉米粒、坚果、橄榄油、鸡胸肉。

他觉得已经足够健康，但也常常反馈：“总是没精神，下午容易情绪波动，有时晚上还会暴食补回来。”

问题不在于他吃得不干净，而在于结构上的“热量与营养不匹配”。

看似有蛋白质，但鸡胸肉量少、鸡蛋仅半颗，蛋白质总量不足。

配料中玉米粒和坚果加起来提供大量隐形碳水化合物与脂肪。

油醋汁虽不含糖，却也会提升整体热量密度。

缺乏主食类复合碳水化合物→能量释放不稳定→餐后血糖易下滑。

这就是一种“吃得健康但吃得不够科学”的典型困境——结构错位掩盖了饥饿信号，也干扰了进食节奏稳定性。

小结：饮食失控不是“吃多了”，而是“结构走偏了”

一次点错饭，看似只是摄入多了几百卡路里，但它带来的影响可能包括：

血糖振荡，情绪波动，专注力下滑。

饱足感维持不稳定，下一餐进食超量，晚上失眠，晨起困倦，节奏紊乱。

反复“自责—反弹—再吃—再懊悔”的心理循环。

换句话说：你点的不是一道菜，而是你一整天的代谢节奏。

但别担心，接下来我们将进入实操部分，教你如何在现实生活中构建灵活应对、稳中求进的点餐策略模型，真正做到：吃得顺口，吃得舒服，也吃得轻盈安心。

04 现实指南：建立“点单四步法”与“自救策略库”

面对外卖平台上眼花缭乱的菜单，我们常常抱着“尽量选得健康点”的期待，但点着点着，最后还是落入“高油 + 高盐 + 低纤维”的熟悉组合。

不是我们不会选，而是我们没有一套快速判断结构的逻辑方法。

本节将带你建立一套“点单四步法”，并辅以餐后“自救策略库”，让你在外食环境中依然可以吃得有节奏、有营养、有底线。

点单四步法：不用营养标签，也能判断结构好坏

这四步，是一套结构感知 + 功能组合 + 感官判别的实用思维框架，

适用于绝大多数中餐、西餐、快餐等场景。

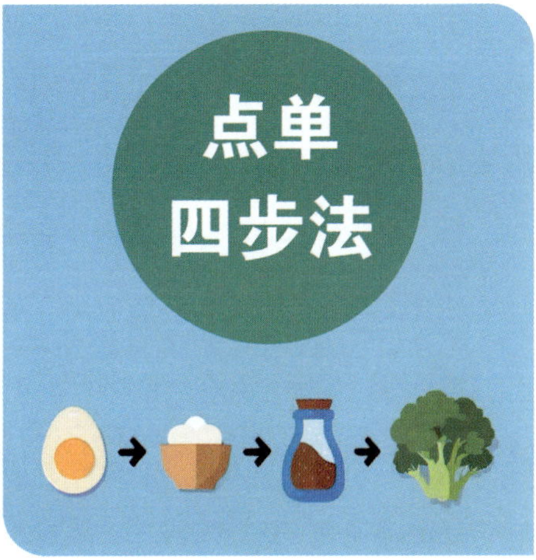

第一步：锁定蛋白质核心。

每顿餐的“中心食材”，一定要有优质蛋白撑起结构稳定性。

理想选择：鸡蛋、鸡胸肉、牛肉、豆腐、虾类、鱼类、低糖乳制品。

易混淆陷阱：炸鸡、培根、火腿虽属“肉类”，但含油高、盐重，蛋白质利用率不高。

判断标准：蛋白质够不够？不是靠“有没有肉”，而是“这份肉能不能当主角”。

第二步：选择主食种类而非回避主食。

不吃主食≠不摄入碳水化合物，很多外食主食都被“隐性添加”藏进了面皮、酱汁、汤粉中。

优先选择糙米、紫薯、全麦面包、燕麦饭、地瓜块、玉米粒等复合碳水化合物（如何识别真假全麦面包？回顾第七计“成分表排序原则”）。

尽量避免白面包、过量白米饭、油炒粉面、油炸年糕。

建议策略：若无法控制主食类型，则控制主食体积与顺序（后吃、细嚼、慢咽）。

第三步：清点“隐形油盐糖”的藏身处。

酱汁、炸衣、调味粉、腌制料、蘸料是外卖热量的核心来源。

可选择“原味 / 蒸煮 / 少调味”的菜品，并优先提出“酱汁另放、酱包可省”等点单要求。

饮品类避免“0 糖陷阱”：不少饮品标称无糖，实为甜味剂或乳脂加重型制品，依然易影响血糖反应与食欲。

操作建议：饮品以常温水、茶类、气泡水为主，或选择自备饮料，可降低饮糖风险。

第四步：拆解菜单关键词。

优先选择：“清蒸”“白灼”“凉拌”“烤（非油炸）”。

警惕关键词：“红烧”“糖醋”“酥炸”“爆炒”。

定制话术：“清蒸鱼能否少油？不要淋酱汁，调料另放。”

训练目标：点单时用关键词判断菜品，而非被“名称健康化”迷惑。

自救策略库：当点餐不理想时，怎么降低“代谢代价”？

不是每次点单都能挑到最理想的组合，那么一旦误踩“高油高糖高钠餐”，我们该怎么“亡羊补牢”？

策略一：“半份原则”。

提前分出，不再凭感觉收场。

餐前主动使用“分装法”：将饭、面类的一半打包或留至下一餐，防止热量摄入无感放大。

外卖盒建议改为碗碟盛装，营造“独立就餐空间”→增强饱足感反馈。

策略二：“延后甜”。

甜品放到正餐后 30 min 后单独进食。

避免高糖 + 高脂 + 高主食同时进餐，让血糖峰值更温和，延缓胰岛素冲击。

可借此“暂停吃”的机会重新评估是否真的想吃甜点。

策略三：“节奏修复餐”设定，重建代谢稳定感。

若前一餐明显摄入过量（聚餐、外卖高密度），可设定下一餐为节奏修复型餐食。

高纤维，如绿叶菜 / 菌菇。

中低蛋白质，如鸡蛋 / 豆腐。

清水汤类适当主食，如山药片 / 藜麦。

这并不是“补偿节食”，而是节奏重启。

策略四：“心理止损机制”建立，杜绝“破罐子心理”。

明确一次外食点错不是失败，而是“数据反馈”。

可记录饱腹感、情绪反应、餐后能量状态，养成“饮食行为日志”习惯。建议每周 1 次回顾点单策略，优化关键词与组合判断力。

小结：不是每次都吃得完美，但可以每次都吃得有方向

现代生活中，饮食决策不在厨房，而在你的手指与大脑之间——每一次点单，都是一次节奏控制的练习。

你不需要永远吃最理想的那一口，但你应永远知道哪一口更适合你当前的节奏与状态。

点餐，其实也是一种能力的修炼——从无意识下单，到有结构判断，再到节奏修复。你在吃的同时，也在成长。

05

理念转变：
吃得随意，状态就会随波逐流；吃得有序，身体才能稳定输出

这一计的内容，并非教你制订一份“完美菜单”，也不是提供一套“万能的点餐清单”。我们真正希望帮你建立的，是一种在不确定场景中，依然能做出相对有序选择的能力。

在当下的城市生活节奏中，外食已是常态。它不可避免，也无法完全替代。但我们可以决定：面对外食时，采取怎样的思维路径与行为模式。

这背后，有三个核心认知，值得我们汲取。

结构永远优先于单品：吃什么，不如怎么组合

单看每一样菜品是否健康，没有太大意义。关键在于你如何搭配。

外食中的能量陷阱，往往不是来自主食或配菜本身，而是结构搭配不合理。

你是否有优质蛋白？是否有膳食纤维？是否主食不过量？是否调料不过头？——这是外食管理的关键判断点。

掌握结构感，是你脱离“看起来健康”误区的第一步。

自主选择，不等于压抑选择

真正的饮食自由不是“想吃就吃”，而是能识别吃背后的决定过程。

点一份饭之前，不是要求自己永远完美，而是要训练出快速判断风险、结构、恢复方式的能力；管理不是苛责，而是保留主动权。

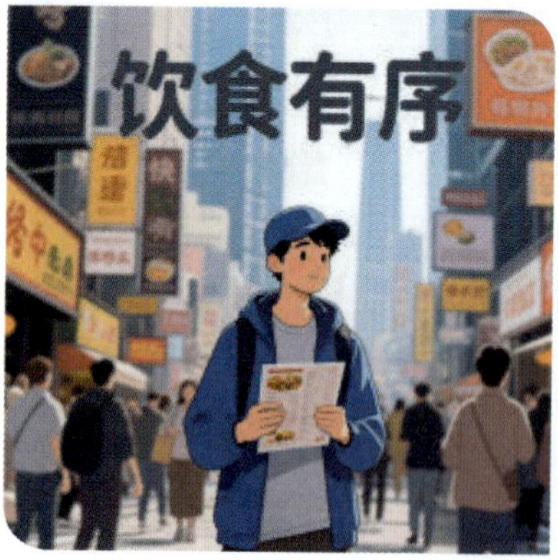

你可以吃得灵活，但不能吃得盲目。

只有你做出选择的那一刻是清醒的，餐后才能从容、稳定、无负担。

稳住节奏，比吃对一次更重要

外食不怕偶尔错一次，怕的是“破罐子心态”一错到底。

真正成熟的节奏：点餐时知道控制，吃完后知道修复，明天还能继续回到节奏中；一顿饭决定不了什么，但它会形成行为惯性，决定你明天会怎么吃。

哪怕你此刻没办法吃得完美，也要记得：稳住节奏，比吃对这一次更重要。

小结：外食，是餐桌上的现实考题；节奏，是你能给出的最佳答卷

你可能不总在家做饭，但你可以始终有饮食结构的判断力。

你未必每顿都吃得尽如人意，但可以培养应对不完美的心理韧性。

你也许控制不了菜单的内容，但你能练习在有限条件下做更优选择。这不是苛求完美，而是现实生活下，真正属于你的“可持续饮食策略”。

打卡手账

第十三计

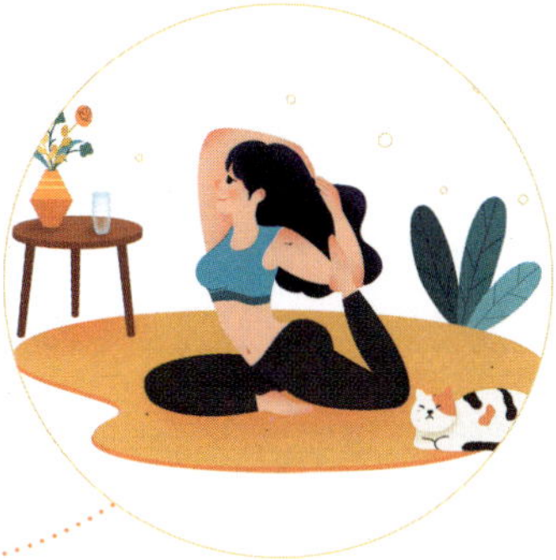

动静平衡计

——躺瘦是幻想，动瘦才现实

多站一分钟，也比久坐一整天强。

（制订适合自己的运动计划）

案例：久坐十年的“办公椅封印”被打破

在某写字楼里，32 岁的陈女士每天在格子间一坐就是 10 h。她总说“忙得连喝水都没时间”，可悄悄隆起的小腹、日渐僵硬的肩颈，早已将她的状态暴露无遗。直到有天蹲马桶时发现膝盖咔咔响，体检报告里“基础代谢率低于同龄人 15%”的红字让她慌了——原来每天靠咖啡续命的她，肌肉量正以每年 1% 的速度流失，代谢引擎几乎快“熄火”了。

转机出现在公司新来的那位爱爬楼梯的行政姐姐身上，小陈跟着她，在电梯口试了试蹲起挑战：每接完一个电话就做 5 个深蹲，午休时绕着消防通道快走 5 min。两周后她惊讶地发现，下午 3:00 不再犯困，连穿了三年的牛仔裤都松了一圈。现在的她手机里存着 20 种“见缝插针运动法”，连等电梯时都会偷偷练提踵——原来不用去健身房，零碎时间也能激活沉睡的代谢！

理论依据：你的身体讨厌“静止模式”

人体就像一台精密的“能量发动机”，肌肉则是其中最核心的能量转换器。当我们久坐不动时，肌肉会进入“节能模式”，每小时消耗的热量甚至低于站立状态的 30%。更可怕的是，长时间静止会触发“代谢抑制机制”：胰岛素敏感性下降（血糖容易堆积成脂肪），瘦素分泌减少（越坐越想吃），就连负责清除血管垃圾的脂蛋白脂肪酶活性都会降低 40%——相当于给身体贴了张“脂肪囤积许可证”。

科学研究发现，每久坐 90 min，身体的热量消耗会断崖式下跌，而每隔 30 min 起身活动 2 min，就能让代谢率提升 15%。这是因为肌肉收缩时会释放“肌因子”，像信使一样告诉肝脏和脂肪细胞：“该燃烧卡路里了！”所以与其幻想“躺着瘦”，不如把“动起来”拆解成无数个微小的动作，让身体始终保持“低强度活跃状态”，就像给代谢引擎持续“踩油门”。

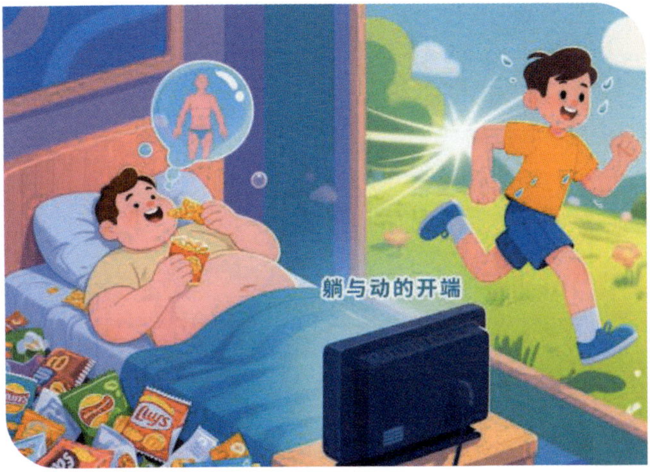

六个“见缝插针”运动方案，让工位变“健身房”

方案一：工位“微缩瑜伽”（随时可做，每次 3 ～ 5 min）

场地：办公桌前 1 m^2 空地。

设备：椅子、瑜伽垫（可用厚外套代替）。

时间：每工作 50 min 起身一次。

动作指南：

坐姿猫牛式（改善含胸驼背）：坐在椅子前 1/3，吸气时抬头塌腰，呼气时含胸弓背，像猫咪伸懒腰，10 次 / 组。

站立侧腰拉伸（拯救水桶腰）：双脚与肩同宽，右手举高向左倒，左手摸小腿，保持 15 s 换边，注意臀部别歪。

椅子深蹲（激活臀腿肌肉）：以椅子为“安全区”，吸气下蹲（臀部快碰到椅子就停），呼气站直，腰背挺直，15 次 / 组。

呼吸：动作配合呼吸，发力时呼气，放松时吸气。

强度：每天 3~5 组，肩颈酸痛时可加练“米字转头”

方案二：会议室“激活五禽戏”（开会前后，每次 5 min）

场地：会议室、洽谈室设备。

投影仪遥控板（可当“小哑铃”）。

时间：提前 5 min 到会议室、茶歇时。

动作指南：

“举手机”扩胸运动：双手握手机（或遥控板），双臂伸直举过头顶，向左、右两侧画“大括号”，打开胸腔，10 次 / 组。

“假装系鞋带”俯身训练：弯腰时保持背部挺直，膝盖微屈，手触脚尖（触不到就摸小腿），像企鹅一样左右摆胯，拉伸大腿后侧，8 次 / 组。

“转椅子”核心训练：坐在椅子上，双手扶椅边，双腿伸直并拢，左右扭转身体（带动椅子转动），锻炼腹斜肌，20 次 / 组。

呼吸：扭转时呼气，还原时吸气。

强度：动作幅度以“不扯到衣服”为限，别让同事以为你在跳广场舞。

方案三：办公室“桌面俯卧撑”（工作间隙，每次 2 ～ 3 min）

场地：办公桌前。

设备：无（若桌面较低，可准备一本厚书垫高双手）。

时间：每工作 1 ～ 2 h 进行一次。

墙壁俯卧撑：面对墙壁站立，双手撑墙，与肩同宽。缓慢屈肘，将身体向墙壁靠近，感受胸部和手臂的拉伸，每组 10 ～ 12 次。

呼吸：下压时吸气，撑起时呼气。

强度：每天进行 3 ～ 4 组，可根据自身情况逐步增加组数和难度。

方案四：茶水间“水瓶操”（接水时，每次 3 ～ 5 min）

场地：公司茶水间。

设备：装满水的水瓶（500 mL ～ 1 L）。

时间：去茶水间接水时、工作间隙。

动作指南：

水瓶臂弯举：双脚与肩同宽，双手握住水瓶，手臂自然下垂。上臂保持固定，屈肘将水瓶举向肩部，感受肱二头肌收缩，每组 10 ～ 12 次。

侧平举水瓶：双手持水瓶，身体站直。缓慢将手臂向两侧抬起，直到与肩同高，保持片刻后放下，每组 8 ～ 10 次，可锻炼肩部三角肌。

体转水瓶：双脚站稳，双手握住水瓶放在身体前方。以腰部为轴，缓慢向左或向右转体，尽量转到最大幅度，感受腹部和腰部的扭转，每组左、右各转 8 ～ 10 次。

呼吸：举瓶时呼气，放下时吸气。

强度：每天进行 3 ～ 5 组，注意控制动作速度，避免受伤。

方案五：午休“简易平板支撑”（午休时，每次 3 ～ 5 min）

场地：办公室地面（可铺上瑜伽垫或厚毛巾）。

设备：瑜伽垫（或毛巾）。

时间：午休期间，饭后至少 1 h 进行。

动作指南：

坐姿肩绕环：坐在椅子上，腰背挺直，双手握空拳放于肩部（掌心向下）。

以肩部为圆心，缓慢进行向前绕环（10 次）和向后绕环（10 次）动作，感受三角肌前束与中束激活。

桌面臂屈伸：转身背对桌面，双手撑桌沿，手指向前，双腿伸直或屈膝（根据能力调整）。

屈肘将臀部向下放低，直至大臂与小臂呈 90°，然后推起身体还原，做 10 ～ 12 次。（锻炼肱三头肌，替代俯卧撑的“推起”动作）

水瓶侧平举：双手各持 1 个水瓶（约 500 mL），自然下垂于身体两侧。

保持肘部微屈，缓慢向两侧抬起手臂至与肩同高，停顿 1 s 后放下，做 12 次。（锻炼肩中束，与俯卧撑的胸肌训练形成差异）

呼吸：绕环时自然呼吸，臂屈伸和平举时发力呼气、还原吸气。

效果：快速放松肩颈紧张，强化肩袖肌群和手臂力量，避免与第十五计中“墙壁俯卧撑”的胸肌训练重复。

强度：每天进行 3 ～ 4 组，若体力不支，可适当缩短每组时间，但要保证动作规范。

方案六：打电话“站立伸展”（打电话时，每次 3 ～ 5 min）

场地：办公室内任意站立空间。

时间：打电话过程中。

动作指南：

站立侧伸展：双脚与肩同宽站立，一只手向上伸直，身体向另一侧弯曲，感受身体侧面的拉伸，保持 15 ～ 20 s 后换另一侧。

站立前屈伸展：双脚并拢站立，缓慢弯腰，双手尽量向下伸展，触摸地面或小腿，感受大腿后侧和背部的拉伸，保持 15 ～ 20 s。

转体拉伸：双脚站立，双手叉腰，缓慢向左或向右转体，转到最大幅度后保持片刻，感受腰部和腹部的扭转，每组左、右各转 8 ～ 10 次。

呼吸：伸展时吸气，保持时均匀呼吸。

强度：每次打电话时，可选择 1 ～ 2 个动作进行，每天累计进行 3 ～ 5 次。

总结：动起来，你的身体比 KPI 更需要“活跃值”

职场人总说“没时间运动”，但真相是——你的身体根本不需要“完整的健身房时间”，它渴望的是“不被久坐封印的自由”。试试把运动拆成“2 min 微型任务”：接水时踮踮脚，等电梯时扭扭腰，甚至开会时偷偷绷绷腿……这些看似不起眼的动作，就像给代谢引擎加的“小油门”，让热量消耗在不知不觉中提升。

别担心“动作不标准”，只要你开始动，肌肉就会苏醒，血液循环就会加速，连心情都会因为“打破静止”而变得轻快。记住：真正的“躺瘦”不存在，但“零碎时间动起来”的你，正在悄悄解锁身体的“活跃模式”。下次当你盯着屏幕眼酸背痛时，不妨起身给自己设计个“30 s 工位挑战”——你会发现，让身体轻盈的秘诀，就藏在每一次“站起来”的选择里。

职场中的体重管理，并非与体重秤上的数字对抗，而是学会与身体和谐共处。从现在开始，把“动起来”变成像回消息一样自然的事，你会慢慢发现：那个曾经被办公椅“困住”的自己，正在一步步走出“代谢低谷”，迎接一个更有活力、更轻盈的自己。

记住，每一次微小的行动，都是给未来的自己攒“健康积分”，而这些积分，终将在某天兑换成你意想不到的惊喜——比如，当你重新穿上那件压在箱底的牛仔裤时，镜中的自己笑容格外灿烂。

打卡手账

第十四计

燃脂训练计

——心率区间与 HIIT 的奥秘

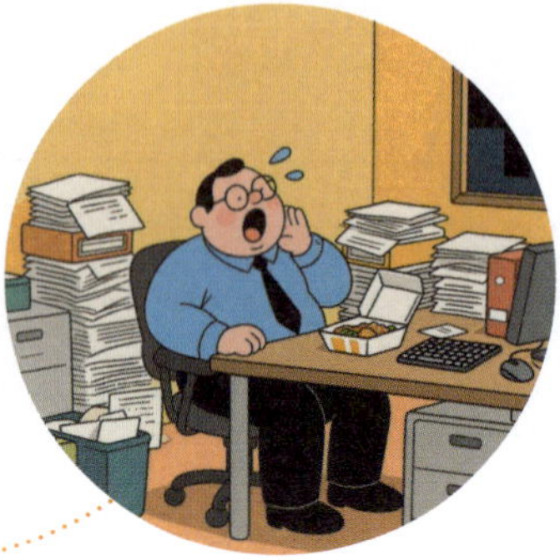

燃脂关键不在时长，而在强度和节奏。

（高效燃脂不走冤枉路）

案例：加班族的“15 min 暴汗逆袭”

在广告公司做文案的小林，每天对着电脑敲字到凌晨，肚子上的“游泳圈”跟着方案修改次数一起疯长。去年体检血脂超标，她咬咬牙办了健身房年卡，却总因加班凑不够 1 h 训练而放弃。直到某天在茶水间听到策划总监边冲蛋白粉边说：“我每天只练 15 min，比泡健身房划算多了。”

好奇心驱使下，小林偷师了总监的“电梯间 HIIT 法”：上班前在楼梯间冲刺爬 3 层，接着靠墙静蹲 40 s，重复 5 轮。没想到第一组没做完就气喘吁吁，但坚持两周后，她发现爬写字楼 7 楼居然不喘粗气了，就连熬夜赶稿时的疲惫感也减轻了。现在她手机里存着“会议室战绳”“通勤跑跳”等 10 种短时间燃脂法，连等客户改稿的间隙都能来组“椅子波比跳”——原来燃脂效率的关键，从来不是时间长短，而是踩对了身体的“燃脂开关”。

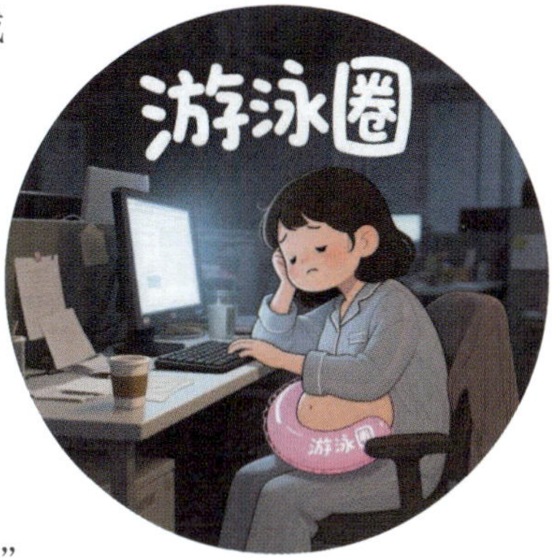

理论依据：让心率成为你的“燃脂导航仪”

人体燃脂就像开车：低心率（60% ～ 70% 最大心率）是“经济模式”，适合长途巡航（如慢跑、散步），但燃烧脂肪的速度慢；高心率（70% ～ 85% 最大心率）是“运动模式”，像踩油门超车，能激活身体的“后燃效应”——即使运动结束，身体还会持续消耗热量长达 24 h。而 HIIT（高强度间歇训练）就是交替切换这两种模式，让身体在“冲刺—休息—冲刺”中突破代谢瓶颈。

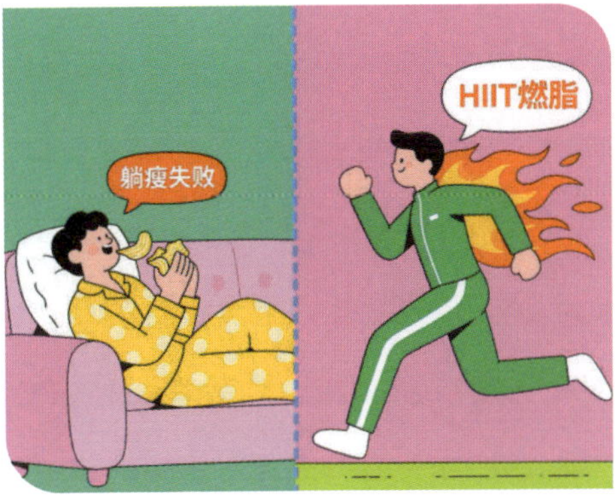

计算公式很简单：最大心率≈ 220 – 年龄。比如 30 岁的人，最大心率约 190 次 / 分，最佳燃脂区间在 114 ～ 161 次 / 分。当你在高强度运动时（如冲刺跑、波比跳），心率迅速升高，身体会调动糖原和脂肪供能；短暂休息时，心率下降但代谢仍处于高位，相当于给身体装了台“脂肪抽吸机”。研究表明，20 min HIIT 的燃脂效率比 1 h 慢跑高 30%，尤其适合职场人“见缝插针”式锻炼。

十个“短时间暴汗”燃脂方案，踩对心率加速瘦

方案一：午休“10 min 办公室 HIIT”（每天午休后，10 min 搞定）

场地：会议室、走廊（避开人流高峰）。

设备：椅子（或瑜伽垫）、手机秒表。

时间：午休后 13:00—13:10（餐后 1 h 最佳）。

动作指南：

椅子深蹲跳（30 s）：从椅子上快速站起并轻跳，落地后立即深蹲（屁股接近椅子），重复 15 次，心率目标 140 ～ 150 次 / 分。

桌面登山跑（30 s）：双手撑桌，核心收紧，交替提膝向胸部靠近，像在桌面“跑步”，膝盖尽量抬高，20 次 / 侧。

靠墙静蹲 + 手臂上举（40 s）：背贴墙屈膝 90°，双手举文件夹（水瓶）过头，保持不动，感受大腿和肩部发力。

休息 1 min：深呼吸，心率降到 120 次 / 分以下，重复 3 轮。

呼吸：发力时呼气（如跳起来时“呵”一声），放松时鼻吸气。

强度：最后一组结束时“能说话但说不连贯”，每周 3 次即可。

方案二：下班前“楼梯间冲刺组合”（下班前 20 min，激活全身代谢）

场地：写字楼楼梯间（避开下班高峰）。

设备：防滑鞋（穿裙子可换成快走）。

时间：18:00—18:20（避开同事围观）。

动作指南：

2 层楼冲刺跑（30 s）：从 1 楼快速冲到 3 楼，脚尖先着地，摆臂幅度加大，心率目标 160 次 / 分以上。

楼梯台阶弓步压腿（40 s）：单脚踩台阶，后腿屈膝下蹲，身体垂直上下，10 次 / 侧，拉伸大腿前侧。

扶墙俯卧撑（30 s）：面对墙壁，双手撑墙做俯卧撑，身体前倾，胸部靠近墙面，12 次 / 组，锻炼胸肌与臀部肌肉。

休息 90 s：站在楼梯平台深呼吸，心率回落到 130 次 / 分，重复 4 轮。

呼吸：冲刺时口鼻同时呼吸，避免憋气。

强度：每周 4 次，新手从 1 层楼冲刺开始，别让膝盖超负荷。

方案三：通勤“公交 / 地铁微 HIIT”（早晚通勤路上，隐形燃脂不尴尬）

场地：公交站台、地铁车厢（站立时）。

设备：通勤包（装一瓶 500 mL 水当负重）。

时间：等车时、地铁行驶中（避免急刹车）。

动作指南：

站台提踵冲刺（30 s）：等公交时，快速踮脚尖 20 次，接着原地小碎步跑 30 s，感受小腿肌肉紧绷。

地铁拉手悬垂（40 s）：抓住地铁吊环，身体自然下垂，膝盖微屈，收紧核心，想象自己在做“空中平板支撑”，坚持到站点。

负重摆臂走（1 min）：双手握水瓶，手臂摆成 90°，快走时加大摆幅，步频加快（每分钟 130 步），模仿竞走姿势。

休息 1 min：到站后深呼吸，重复 2 ～ 3 轮（根据等车时间调整）。

呼吸：小碎步时“快吸快呼”，悬垂时保持均匀呼吸。

强度：以“不影响站稳、不撞到他人”为前提，悄悄变瘦才是王道。

方案四：居家“沙发 HIIT 迷你版”（加班后回家，15 min 唤醒代谢）

场地：客厅沙发、地板。

设备：瑜伽垫、哑铃（或两瓶矿泉水）。

时间：21:00—21:15（睡前 1 h，别影响睡眠）。

动作指南：

沙发深蹲推举（30 s）：坐在沙发边缘，双手握哑铃，站起时同时举过头顶，下蹲时放回肩膀，12 次 / 组，练臀肩。

地板波比跳（30 s）：从站立到俯卧撑姿势，踢腿后跳回，再向上跳跃，5 次 / 组（新手可简化为“半程波比”，不跳跃）。

侧卧抬腿（40 s）：侧卧沙发边缘，上方腿伸直上抬，感受臀部发力，15 次 / 侧，改善久坐扁塌臀。

休息 1 min：躺平拉伸大腿，心率降到 120 次 / 分，重复 4 轮。

呼吸：举哑铃时呼气，下放时吸气。

强度：波比跳量力而行，重点是让身体“热起来”，别累到失眠。

方案五：会议间隙“隐形燃脂三件套”（开长会时，偷偷动起来不被发现）

场地：会议室（坐着也能练）。

设备：椅子、笔记本（假装记录）。

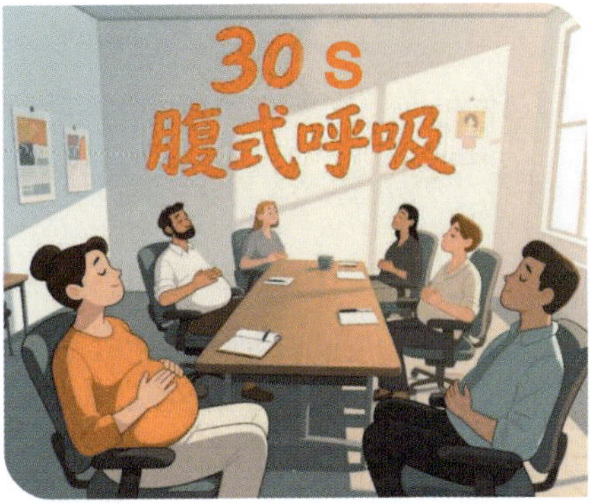

时间：领导讲话时、小组讨论间隙（低调进行）。

动作指南：

坐姿腹式呼吸（30 s）：

双手放腹部，吸气时肚子鼓胀，呼气时收紧，想象“把小肚子吸进椅子里”，10 次 / 组，激活核心。

桌下抬腿训练（40 s）：双腿伸直，交替抬离地面 15 cm，脚尖绷直，膝盖不弯曲，15 次 / 侧，偷偷练大腿前侧。

椅子臀桥（30 s）：双手撑椅面，臀部抬起至膝盖 90°，停顿 2 s 放下，12 次 / 组，改善久坐臀部酸痛。

呼吸：抬腿时呼气，放下时吸气。

强度：动作幅度以“椅子不发出声音、上半身不动”为限，开会也能变美变瘦。

方案六：清晨“阳台活力 HIIT”（开启元气满满的一天）

场地：自家阳台。

设备：一把椅子、瑜伽砖（可选）。

时间：早上 7:00—7:15（洗漱后、早餐前）。

动作指南：

椅子开合跳（30 s）：站在椅子前，双脚并拢跳跃时打开，同时双手在头顶击掌，落下时双脚并拢，双手放回身体两侧，重复 20 次，目标心率达 130 ～ 140 次 / 分。

阳台侧板支撑（40 s）：身体侧躺，用一侧手肘和同侧脚支撑地面，身体保持一条直线，腹部收紧，坚持 40 s，换另一侧重复，强化核心肌群。

瑜伽砖踮脚伸展（1 min）：双脚站在瑜伽砖上（若无瑜伽砖，可踮脚站立），缓慢踮起脚尖，感受小腿拉伸，同时双手向上伸直，保持身体平衡，坚持 1 min。

休息 1 min：原地走动，调整呼吸，心率降至 110 ～ 120 次 / 分，重复 3 轮。

呼吸：开合跳时跳跃呼气、落下吸气，侧板支撑保持均匀呼吸。

强度：整套动作完成后身体微微发热，精神振奋，每周 5 次，开启活力早晨。

方案七：购物“商场快走 HIIT”（逛街购物也能燃脂）

场地：大型商场。

设备：舒适的运动鞋。

时间：周末购物时段，在商场逛的过程中穿插进行。

动作指南：

商场通道冲刺快走（30 s）：选择商场内人少的通道，快速快走，步伐加大，摆臂有力，像冲刺一样，持续 30 s，让心率提升至 150 ～ 160 次 / 分。

手扶电梯深蹲（40 s）：站在手扶电梯上，随着电梯缓慢上升或下降，进行深蹲动作，注意保持身体平衡，15 次为一组。

店铺门口原地高抬腿（30 s）：在进入店铺前，利用等待同伴或整理物品的间隙，原地快速高抬腿，膝盖尽量抬高至胸部位置，持续30 s。

休息 1 min：在商场休息区坐下，深呼吸，心率回落至 130 次 / 分左右，根据购物行程重复 3 ～ 4 轮。

呼吸：冲刺快走和高抬腿时口鼻快速呼吸，深蹲时起身呼气、下蹲吸气。

强度：以不影响正常购物节奏和他人通行为主，轻松实现逛街燃脂两不误。

方案八：看电视“沙发 HIIT 进阶版”（边追剧边瘦）

场地：客厅沙发前空地。

设备：沙发、弹力带（可选）。

时间：晚上追剧时段，每集广告间隙进行。

动作指南：

沙发前深蹲跳（30 s）：站在沙发前，进行深蹲跳动作，深蹲时膝盖不超过脚尖，跳起时尽量向上，重复 15 次，使心率保持在140 ～ 150 次 / 分。

弹力带腿弯举（40 s）：将弹力带一端固定在沙发腿上，另一端套在一只脚的脚踝处，腿向后弯曲，感受大腿后侧发力，12 次为一组，换另一侧重复。若无弹力带，可做简单的后踢腿动作。

沙发仰卧起坐（30 s）：坐在沙发边缘，双脚着地，身体向后仰，然后缓慢坐起，双手触摸脚尖，10 次为一组，锻炼腹部肌肉。

休息 1 min：躺在沙发上放松身体，调整呼吸，心率降至 120 次 / 分，每集广告时间重复一轮，一部剧下来可进行多次。

呼吸：深蹲跳和仰卧起坐时起身呼气、下落吸气，腿弯举时匀速呼吸。

强度：根据自己的体力调整动作幅度，在享受追剧的同时达到锻炼效果。

方案九：公园“晨练 HIIT 挑战”（亲近自然的燃脂方式）

场地：附近公园。

设备：公园长椅、自身衣物（可扎成负重物）。

时间：清晨 6:30—6:50（空气清新时）。

动作指南：

公园长椅单腿蹲（30 s）：一只脚站在长椅上，另一只脚悬空，缓慢下蹲，再站起，感受腿部肌肉的收缩，10 次为一组，换另一侧重复，目标心率 130 ～ 140 次 / 分。

衣物负重弓步走（40 s）：将衣物扎成一团抱在胸前作为负重，进行弓步走，前脚膝盖弯曲不超过脚尖，后脚膝盖接近地面，每侧 15 步。

公园草坪开合跳（30 s）：在公园草坪上，双脚并拢跳跃时打开，双手在头顶击掌，落下时双脚并拢，双手放回身体两侧，重复 20 次。

休息 1 min：在公园的树荫下休息，深呼吸，心率降至 120 次 / 分以下，重复 4 轮。

呼吸：单腿蹲和弓步走时起身呼气、下蹲吸气，开合跳时跳跃呼气、落下吸气。

强度：以在公园中运动不影响他人，且自己能承受的强度为宜，享受自然的同时轻松减脂。

方案十：卫生间“短暂放松 HIIT”（工作间隙的小锻炼）

场地：公司卫生间（选择人少时段）。

设备：卫生间洗手台。

时间：工作中长时间久坐后，利用上卫生间的间隙

动作指南：

洗手台俯卧撑（30 s）：双手撑在洗手台上，身体保持一条直线，进行俯卧撑动作，10 次为一组，锻炼手臂和胸部肌肉，心率提升至 120 ～ 130 次 / 分。

卫生间踮脚尖（40 s）：站在卫生间地面，双脚踮起，尽量抬高脚跟，然后缓慢放下，重复 20 次，拉伸小腿肌肉。

洗手台侧屈（30 s）：单手撑在洗手台上，身体向一侧弯曲，感受身体侧面的拉伸，每侧 10 次。

休息 1 min：在卫生间内走动，调整呼吸，让心率恢复正常，每天可进行 3 ～ 4 次。

呼吸：俯卧撑时撑起呼气、落下吸气，踮脚尖和侧屈时自然呼吸。

强度：动作幅度适中，避免影响卫生间正常使用，缓解久坐疲劳，顺便燃脂。

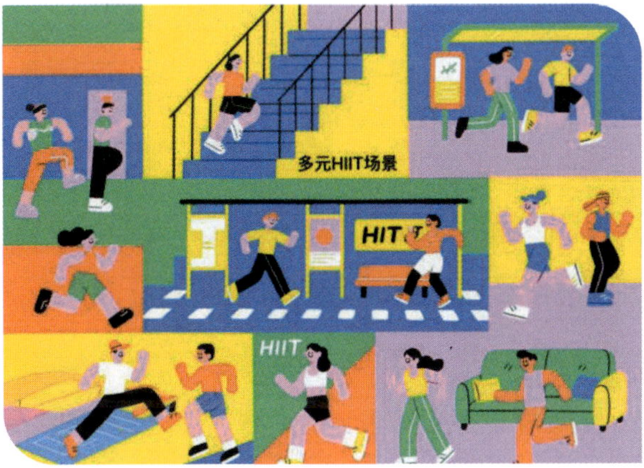

总结踩对心率密码，20 min 燃脂胜过长跑 1 h

职场人总抱怨“没时间燃脂”，但 HIIT 的核心就是“用最短时间撬动最大代谢”。别再盯着跑步机上的卡路里数字发呆，学会用心率当“导航仪”——高强度时像追赶电梯一样冲刺，低强度时像等电梯一样放松，让身体在“张弛有度”中激活燃脂开关。

不用担心“动作太剧烈被同事看到”，方案里的“隐形训练”能让你在开会、通勤，甚至坐着时悄悄变瘦；也别害怕“心率太高不安全”，只要根据年龄计算区间（比如 30 岁别超过 160 次 / min），循序渐进增加强度，身体会像适应加班节奏一样适应燃脂节奏。

记住，真正的燃脂高手从不拼时长，而是懂“效率”：把 10 min 碎片时间变成“代谢涡轮增压”，让每一次冲刺和休息都在为瘦身体系打工。下次当你觉得“连运动的力气都没有”时，试试从 30 s 深蹲跳开始——你会发现，身体的潜力比 PPT 的修改次数更惊人，而踩对心率区间的你，正在用科学解锁“高效燃脂”的终极奥秘。

职场减肥不需要苦行僧式坚持，而是找到和工作节奏同频的运动方式。从现在开始，把 HIIT 当成你的“燃脂快捷键”，让每一次心跳加速都在为轻盈体态充电。毕竟，能掌控心率的人，更能掌控人生——比如，当别人还在气喘吁吁爬楼梯时，你已经踩着燃脂节奏，轻松迎接每一个工作日的挑战了。

打卡手账

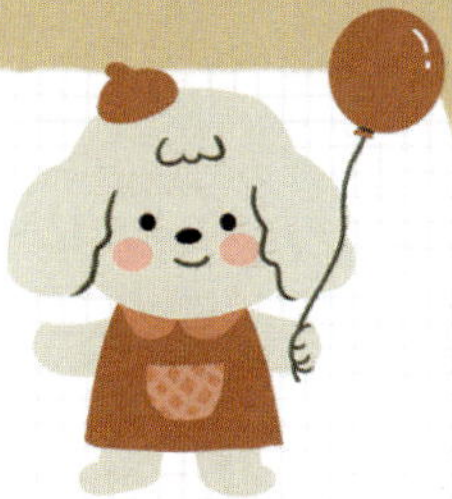

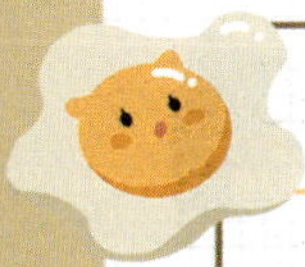

第十五计

力量雕塑计

——女人练肌肉会变“金刚芭比”？

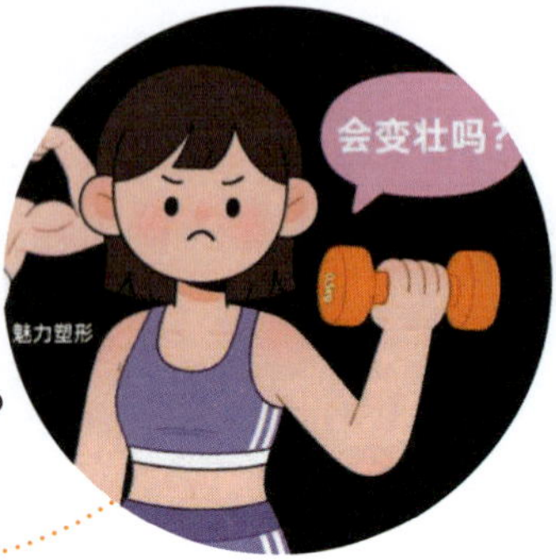

练出线条感，不是块头感。

案例：从“肌肉恐惧”到“线条真香”

去年春天，在广告公司做文案的小雨盯着镜子里自己松垮的蝴蝶袖叹气，直到部门团建去水上乐园，看到同组九五后妹妹穿吊带露出漂亮的肩背线条，像天鹅颈下缀着两片小翅膀，她才偷偷跑去咨询私教。

第一次举着 0.5 kg 哑铃做侧平举时，小雨浑身紧绷得像根筷子，生怕第二天变成“绿巨人”。教练哭笑不得：“你每天喝的奶茶热量都够养三头牛了，肌肉哪是说长就长的？”三个月后，她发现穿衬衫时肩线变直了，久坐的腰痛消失了，连加班时的精神状态都好了——原来肌肉不是“怪物”，而是藏在身体里的“小暖炉”，默默帮她燃烧更多热量。现在的小雨逢人就安利：“撸铁不是男生专利，咱们练的是‘隐形塑身衣’！”

理论依据：肌肉是代谢的“永动机”，女性别被睾酮“骗”了

很多女生谈“肌”色变，根源在于对“肌肉生长机制”的误解。男性容易练出大块肌肉，是因为睾酮水平比女性高 10 ～ 20 倍，而女性的雌激素更擅长“雕刻线条”。科学研究表明，女性进行抗阻训练，肌肉维度最多增加 10% ～ 15%，更多是变得紧实饱满，比如直角肩、蜜桃臀，都是肌肉“精细化管理”的成果。

肌肉还是身体的“热量消耗大户”：1 kg 肌肉每天消耗 7 ～ 10 kcal，而 1 kg 脂肪只消耗 2 ～ 3 kcal。换句话说，每长 0.5 kg 肌肉，相当于给身体装了一台“24 h 运转的小风扇”，哪怕躺着不动也在帮你燃脂。职场人久坐代谢慢、容易水肿，正是因为肌肉量不足，导致身体“燃脂引擎”动力不足。

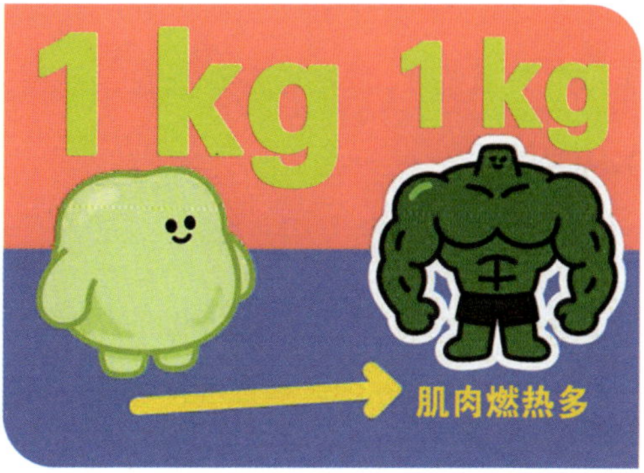

所以，练肌肉不是“增肌”，而是给身体升级“代谢系统”，让你吃得更自由，身体更轻盈。

十种办公室力量训练方案：不动声色练出“高级瘦

方案一：工位“矿泉水哑铃”肩臂塑形

场地：办公桌前（椅子须稳固）。

设备：500 mL 矿泉水瓶 2 瓶（可装水 / 沙子调节重量）。

场景：上午 10:00 茶歇后，或午休前 15 min。

时间：每次 3 组，每组间隔 30 s。

动作步骤：

• 坐姿弯举：坐直，双手握瓶垂于体侧，掌心朝前，手肘贴紧腰部，缓慢弯举至肩膀高度，停顿 1 s 后还原（练肱二头肌），15 次 / 组。

• 侧平举：双手握瓶自然下垂，掌心朝内，发力将手臂抬至与肩同高（别耸肩），像端着隐形托盘，停顿 2 s 后放下（练肩中束），12 次 / 组。

• 颈后臂屈伸：单手握瓶举过头顶，手肘弯曲向后“藏”，小臂垂直地面，然后伸直手臂（练肱三头肌），每侧 10 次 / 组。

强度：举到最后 2 次感觉微酸即可，别憋气，弯举时呼气，还原时吸气。

小贴士：隔壁同事问你在干吗？直接说“练打字手速基本功”，低调变美不尴尬

方案二：会议室“椅子深蹲”激活臀腿

场地：会议室靠墙椅子（选带扶手的更稳）。

设备：无须器械，椅子就是“健身器材”。

场景：提前 10 min 到会议室准备会议，或下午 3:00 头脑风暴前“醒醒神”。

时间：每次 4 组，组间可假装看手机休息。

动作步骤：

- 靠墙坐姿深蹲：背贴墙，双脚分开与肩同宽，脚尖朝前，臀部坐在椅子前沿 1/3 处，双手抱胸。缓慢起身至半蹲（臀部悬空，膝盖不超过脚尖），停顿 3 s，再慢慢坐下（像坐进看不见的椅子），15 次 / 组。

- 单腿后伸蹲：站稳后抬起一条腿向后伸直，单腿蹲坐（膝盖对准脚尖），感受臀部发力，每侧 10 次 / 组。

强度：蹲到大腿微微发抖就对了，下蹲时吸气，起身时呼气，腰背挺直别驼背。

冷知识：臀腿肌肉占全身 40%，激活它们相当于给代谢“踩油门”，加班久坐也不怕下半身水肿啦！

方案三：楼梯间“台阶提踵”打造小腿线条

场地：公司楼梯间（选干净的台阶）。

设备：穿防滑鞋，空手即可。

场景：吃完午饭爬楼梯消食时，或接水路过楼梯间。

时间：每次 5 组，每组间靠在楼梯扶手“假装看风景”。

动作步骤：

- 双脚提踵：前脚掌踩在台阶边缘，脚跟悬空，双手扶墙保持平衡。缓慢踮起脚尖，让脚跟尽可能高于台阶，停顿 2 s，再慢慢落下（像芭蕾舞演员起踵），20 次 / 组。
- 单脚提踵：进阶版，单脚踩台阶，另一只脚微微后抬，踮起脚尖时收紧小腿肌肉，每侧 15 次 / 组。

强度：小腿酸胀感是“美丽信号”，提踵时呼气，下落时吸气，别低头看手机，注意安全！

小心机：穿裙子时露出紧实的小腿，比 P 图瘦腿更自然

方案四：午休“瑜伽垫核心训练”告别小肚子

场地：会议室地板（铺瑜伽垫或厚外套）。

设备：瑜伽垫（可用大毛巾替代）。

场景：午休后 15 min，避开饭后立即练习。

时间：每次 3 组，每组间隔 1 min。

动作步骤：

• 仰卧卷腹：屈膝躺平，双手抱头（别拽脖子！），用腹部发力抬起上半身，肩膀离地即可（别坐起来），停顿 1 s 后还原，15 次 / 组。

• 平板支撑：手肘撑地，身体成一条直线，屁股别翘太高或塌腰，坚持 30 s/ 组，感受腹部像被“吸住”一样紧绷。

强度：卷腹时呼气发力，平板支撑时均匀呼吸，新手可从 10 s 平板开始，慢慢加时间。

冷笑话：练核心时别笑，否则你的小肚子会“笑出皱纹”。

方案五：通勤“背包抗阻”强化背部线条

场地：地铁 / 公交上（站立时），或等红绿灯时。

设备：装着电脑的双肩包（利用现有重量）。

场景：早晚通勤路上，把背包变“健身器材”。

时间：每次 2 ～ 3 组，见缝插针练。

动作步骤：

• 背包划船：站立，双脚与肩同宽，背挺直，双手抓住背包带（肩带位置），手肘弯曲向后拉，想象用背部肌肉“夹碎”肩胛骨中间的纸，12 次 / 组。

• 背包侧平举：双手拎住背包两侧，手臂伸直向两侧抬起，直到与肩同高，感受肩膀发力，10 次 / 组。

强度：别用蛮力，靠背部和肩部控制动作，呼吸自然，别让背包晃得太厉害（避免社死）。

隐藏技能：练完背部，穿西装时更显“直角肩”，气场两米八。

方案六：办公室“墙壁俯卧撑”提升胸肌力量

场地：办公室空墙壁前。

设备：无须额外器械。

场景：工作间隙起身活动时，比如下午 4:00 感到疲惫时。

时间：每次 3 组，每组休息 30 s。

动作步骤：

- 标准墙壁俯卧撑：双脚并拢，离墙约一脚宽距离，双手撑墙，与肩同宽，手指朝前。缓慢屈肘下压身体，直到胸部接近墙壁，停顿 1 s 后，用力推起身体还原，12 次 / 组。

- 窄距墙壁俯卧撑：双手撑墙位置变窄，两拇指相对，其他动作同标准墙壁俯卧撑，主要锻炼胸肌内侧，10 次 / 组。

强度：以手臂有轻微酸痛感为宜，下压时吸气，推起时呼气，身体保持一条直线，别塌腰或撅臀。

小诀窍：要是同事路过投来疑惑目光，大方说在给手臂“充电”，迅速回血继续战斗！

方案七：茶水间“水瓶俄罗斯转体”雕琢侧腹

场地：茶水间宽敞处。

设备：装满水的 500 mL 矿泉水瓶 1 个。

场景：接水、冲咖啡的闲暇时刻，利用碎片化时间锻炼。

时间：每次 4 组，组间可边喝水边休息。

动作步骤：

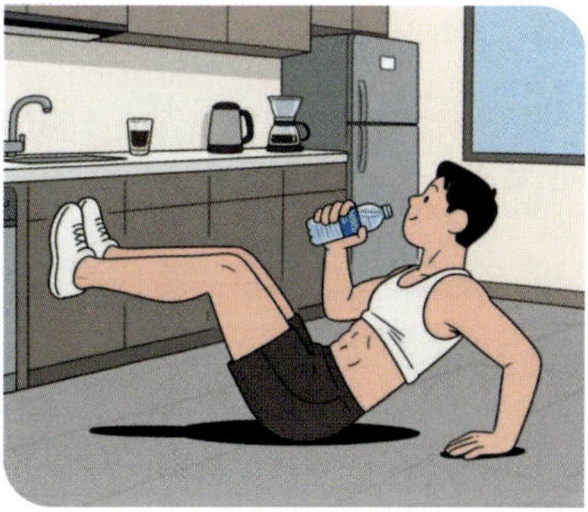

坐在地上，双腿屈膝抬起，双脚离地，以臀部为支点，身体微微后仰。单手握住矿泉水瓶，放在身体一侧，转动身体将水瓶移向另一侧，同时腹部发力扭转，左右各转动算一次，15 次 / 组。

强度：转动到最后感觉侧腹部有明显牵拉感，动作过程中保持均匀呼吸，不要憋气。

注意事项：动作幅度别太大，避免碰到周围物品，优雅健身不慌乱。

方案八：走廊“弓步走”锻炼大腿前侧与臀部

场地：公司走廊（长度足够的直道）。

设备：舒适平底鞋。

场景：会议结束后，在走廊散步时顺便锻炼。

时间：每次走 20 步为一组，共进行 3 组，组间可缓慢踱步休息。

动作步骤：

双脚前后站立，前脚全脚掌着地，后脚脚尖着地，膝盖弯曲。身体重心向前移动，前腿下蹲，大腿与地面平行，后腿膝盖接近地面，然后后腿发力向前迈出，换另一侧重复动作，一步一步向前走。

强度：行走过程中，大腿前侧和臀部有明显发力感，步伐适中，不要过快或过慢，呼吸平稳。

心理暗示：想象自己是走在 T 台上的模特，每一步都走出自信与美丽。

方案九：办公桌“腿部抬高”预防下肢水肿

场地：办公桌前。

设备：椅子。

场景：久坐办公 1 ～ 2 h 后，需要放松下肢时。

时间：每次 2 组，每组持续 1 min，组间可正常放下双腿休息。

动作步骤：

坐在椅子上，背部挺直，双手抓住椅子边缘。缓慢抬起双腿，伸直膝盖，尽量抬高使大腿与地面平行，保持脚尖勾起，坚持 1 min 后放下双腿。

强度：腿部会有轻微的酸胀感，过程中保持正常呼吸，不要弯腰驼背，避免增加腰部负担。

温馨提示：这个动作能促进腿部血液循环，长期坚持，告别久坐带来的下肢水肿烦恼。

方案十：办公室“肩部环绕”缓解肩颈疲劳

场地：办公桌前。

设备：无须器械。

场景：长时间低头看电脑或伏案工作后，随时可做。

时间：每次左右各进行10圈，算一组，共做3组，组间可耸耸肩放松。

动作步骤：

保持坐姿端正，双肩放松，缓慢地将肩膀向前、向上、向后、向下做圆周运动，顺时针和逆时针方向各做10圈。

强度：动作轻柔，以肩颈部位有舒展感为佳，不要过于用力，避免造成损伤。

贴心提醒：常做这个动作能有效缓解肩颈僵硬，预防肩周炎等疾病，让你轻松应对一天的工作。

总结：肌肉是职场女性的“隐形铠甲”，越练越轻盈

很多职场女性害怕练肌肉，其实是被影视剧里的“夸张形象”误导了。真正的力量训练，就像给身体“微调滤镜”：让松垮的蝴蝶袖变成优雅的肩线，让久坐的小肚子变成平坦的腰线，让水肿的萝卜腿变成紧实的小腿肚。而且，每一次举哑铃、做深蹲，都是在给身体发送信号：“嘿，该升级代谢系统啦！”

别担心变成“金刚芭比”——你的身体比你想象中“挑食”。

最后送你一句职场“撸铁哲学”：生活已经够难了，让肌肉帮你分担点“燃脂压力”吧！别害怕开始，哪怕每天只做5个深蹲，也是在向更好的自己靠近。记住，真正的“享瘦”，是让身体成为你职场打拼的助力，而不是拖后腿的负担。所以，拿起你的“矿泉水哑铃”，从现在开始，把办公室变成你的“秘密健身房”——下一个拥有漂亮线条的，就是你呀！

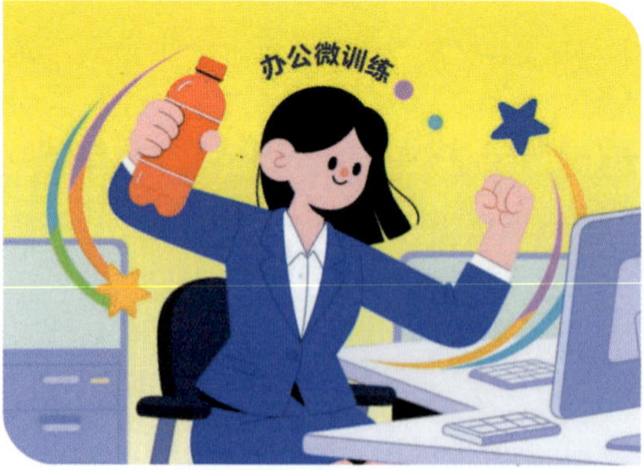

打卡手账

第十六计

职场健身计

——不去健身房也能动起来

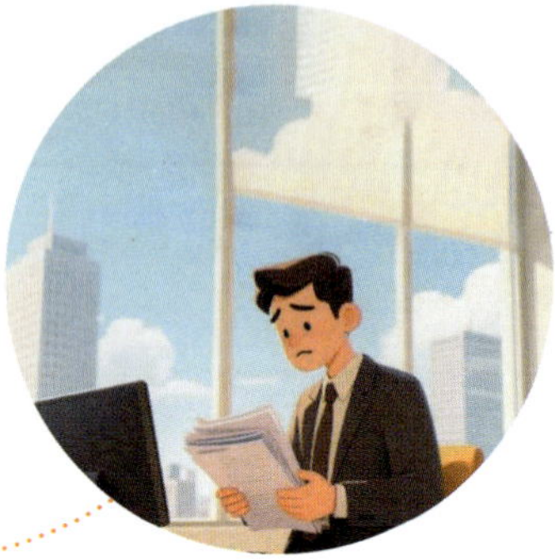

办公室也是你的运动场。

案例：从“工位植物人”到“移动小马达”

在互联网公司做前端开发的小林，曾是典型的“996久坐党”。每天盯着屏幕敲代码，肩颈像灌了铅，小肚子也悄悄“膨胀”成“第三显示器”。直到有次弯腰捡键盘，听见腰椎“咔嗒”一声，她才惊觉自己快变成“人体办公椅”了。

起初她担心去健身房浪费时间，直到看见隔壁设计小姐姐在工位上偷偷做“椅子深蹲”——双手撑桌、屁股悬空，像在和空气玩“抢座位”游戏。抱着试试看的心态，小林把每天的“带薪倒水时间”变成了“楼梯间训练课”：接水时踮脚尖，等电梯时靠墙站军姿，甚至用文件夹当“哑铃”练手臂。三个月后，同事发现她敲代码时背挺得笔直，午休时还能在会议室用瑜伽垫做平板支撑，整个人从“蔫黄瓜”变成了“元气少女”。现在的她逢人就说：“办公室藏着100种变瘦姿势，就看你能不能解锁‘摸鱼健身’成就！”

理论依据：微运动激活“沉睡代谢”，碎片时间藏着大能量

职场人总抱怨“没时间运动”，但科学研究表明：每天累计10 min的碎片化运动，也能显著提升基础代谢率。久坐会让肌肉进入“节能模式”，每小时热量消耗降至40 kcal以下，而起身做3 min拉伸或抗阻训练，就能让代谢率飙升至100 kcal/h，效果可持续2～3 h。

办公室健身的底层逻辑是“见缝插针式激活”：利用办公桌、椅子、楼梯等“现成器械”，通过等长收缩、抗阻训练、关节活动三大方式，刺激肌肉纤维收缩，促进血液循环，同时避免传统运动的“仪式感门槛”。比如坐姿抬腿能练核心，靠墙站立能矫正体态，这些“隐形运动”不仅不耽误工作，还能像“后台程序”一样默默提升身体机能，让你在敲键盘、开会、等电梯时，不知不觉燃烧卡路里。

五种办公室微运动方案：把工位变成“迷你健身房”

方案一：工位“椅子瑜伽”——坐着也能拉伸全身

场地：办公桌前座椅（需带扶手）。

设备：无须器械，椅子就是“瑜伽垫”。

场景：上午 11:00 代码编译时，或下午 2:00 眼皮打架时。

时间：每次 5 min，每天 3 ～ 4 次。

动作步骤：

坐姿猫牛式：双手撑膝，吸气时抬头塌腰（像伸懒腰的猫），呼气时含胸弓背（像委屈的牛），重复 8 次，拯救僵硬肩颈。

侧腰拉伸：右手抓住椅子扶手，左手举过头顶向右侧弯（想象在摘天花板的葡萄），保持 15 s 换边，告别“游泳圈”。

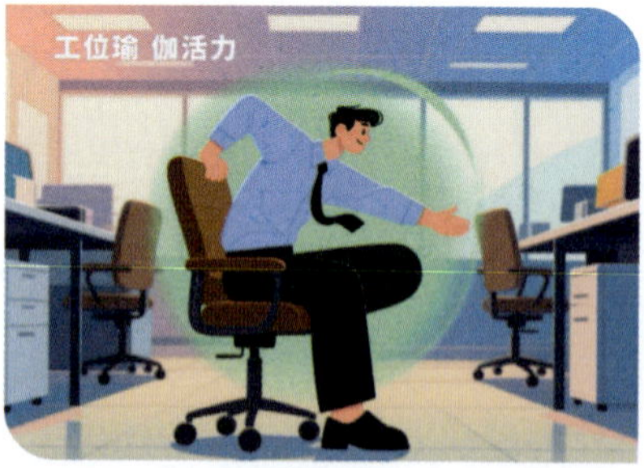

坐姿抬腿：双腿伸直并拢，缓慢抬至与地面平行（脚尖绷直像踩缝纫机），停顿 2 s 放下，10 次 / 组，激活下腹部。

强度：拉伸到微微酸胀即可，呼吸要像“打哈欠”一样深慢，别憋气到脸红脖子粗（会被同事误认为在改 bug 崩溃）。

摸鱼技巧：动作幅度控制在“同事以为你在调整坐姿”范围内，优雅变瘦不社死。

方案二：会议室“文件包抗阻”——开会也能练出直角肩

场地：会议室（提前 5 min 到场）。

设备：装满文件的双肩包（或厚重会议资料）。

场景：部门例会前，或等待投影仪调试。

时间：每次 3 组，每组间隔会议间隙。

动作步骤：

靠墙站立划船：背贴墙站立，双脚与肩同宽，双手抓住包带，手肘弯曲向两侧拉（像在背后拉弓射箭），感受背部肌肉夹紧，12 次 / 组。

包举过头深蹲：双手举包过头顶，缓慢下蹲（膝盖不超过脚尖，想象坐进隐形马桶），起身时手臂同步下落，10 次 / 组，练肩练腿一举两得。

强度：选你单手拎包不会晃的重量，下蹲时吸气，起身时呼气，腰背挺直别驼背（毕竟要保持开会的端庄形象）。

冷知识：练完直角肩，穿西装再也不怕溜肩。

方案三：楼梯间“台阶训练”——爬楼顺便练蜜桃臀

场地：公司消防楼梯（避开早晚高峰人流）。

设备：防滑鞋，空手即可。

场景：午餐后爬楼消食，或接水时多走两层楼梯。

时间：每次爬 3 层，循环 5 次（相当于爬 15 层）。

动作步骤：

单腿台阶踏阶：一脚踩上台阶，用脚跟发力蹬起身体（像在踩台阶板“跳一跳”），另一条腿悬空，每侧 10 次 / 组，激活臀大肌。

台阶后勾腿：背对台阶，单腿后勾脚跟碰臀部（膝盖垂直向下，别外翻），每侧 15 次 / 组，紧致大腿后侧。强度：上楼时用前脚掌发力，下楼时膝盖微屈缓冲，别跑太快像赶去抢救 bug，安全第一！

小心机：悄悄练臀三个月，穿牛仔裤时同事会忍不住问你“是不是换了显瘦版型”。

方案四：午休“桌面俯卧撑”——用电脑包当“健身垫”

场地：办公桌（清理出 60 cm 空间）。

设备：电脑包（或厚字典）、椅子。

场景：午休前 20 min（避开饭后立即运动）。

时间：每次 2 组，组间休息 30 s。

动作步骤：

跪姿俯卧撑：膝盖跪在椅子上，双手撑桌（略宽于肩），身体成直线，缓慢弯曲手肘（像在和桌子“贴脸杀”），胸部靠近桌面后推起，8 ～ 10 次 / 组，练胸练手臂。

反向撑桌：转身背对桌子，双手撑桌沿，双腿伸直脚尖点地，臀部下沉（像在坐隐形椅子），撑起时收紧核心，12 次 / 组，强化手臂后侧。强度：新手可从“墙壁俯卧撑”开始（面对墙站立做推墙动作），循序渐进，别让电脑包从桌上掉下来（会收获全办公室瞩目）。

隐藏福利：练完手臂更有力量，再也不用求同事帮忙搬打印机啦～

方案五：通勤“地铁平衡术”——把站台变成“核心训练场”

场地：地铁 / 公交站立区（抓稳扶手）。

场景：早晚通勤路上（拒绝“低头族”，变身“站桩达人”）。

时间：每次通勤单程 15 ～ 30 min。

动作步骤：

单腿站立平衡：抓住扶手，抬起一条腿屈膝（脚尖点地），收紧核心保持平衡（像地铁里的“树懒 pose”），每侧 30 s 换腿，练核心防晕车。

提踵训练：双脚并拢，缓慢踮起脚尖（像在够地铁吊环），停顿 2 s 放下，20 次 / 组，紧致小腿肌肉。

强度：别追求“金鸡独立”，安全第一！呼吸均匀，别盯着手机看，否则容易晃成“醉酒企鹅”。

意外收获：练完平衡感，穿高跟鞋走瓷砖地再也不怕摔跤，走路带风的职场丽人就是你。

方案六：茶水间“水瓶哑铃操”——接水时刻活力塑形

场地：公司茶水间（趁人少的时候）。

设备：装满水的矿泉水瓶（500 mL ～ 1000 mL 为宜）。

场景：工作间隙去接水时，顺便开启塑形小课堂。

时间：每次 3 ～ 4 组，每组 10 ～ 15 次动作，可穿插在接水过程中。

动作步骤：

肩部环绕：双手握住水瓶，手臂伸直，以肩部为轴，缓慢做顺时针和逆时针的画圈动作，像在头顶挥舞小彩旗，每组各 10 圈，放松肩部关节。

手臂弯举：双脚与肩同宽站立，手持水瓶，手臂自然下垂，缓慢弯曲手肘将水瓶举向肩部（想象在弯举真正的哑铃），每组 15 次，锻炼肱二头肌。

强度：根据自身力量选择水瓶容量，动作要平稳，避免水洒出来。接水时别光顾着锻炼，小心热水烫到自己哦！

小发现：坚持一段时间，会发现自己拧瓶盖都更轻松啦，再也不用找同事帮忙开饮料瓶。

方案七：办公室“文具深蹲跳”——巧用文具燃脂健身

场地：办公室过道（确保没有障碍物，且不会影响同事走动）。

设备：一盒较重的订书钉或一叠文件（重量适中，便于握持）。

场景：上午或下午工作疲惫时，进行短暂的高强度训练。

时间：每次 2 ～ 3 组，每组 8 ～ 10 个深蹲跳，组间休息 30 s。

动作步骤：

标准深蹲跳：双手握住订书钉盒或文件，双脚与肩同宽站立，缓慢下蹲至大腿与地面平行（像要坐进椅子但不坐下），然后迅速跳起，同时将手臂向上伸直（就像要把手中的文具抛向天花板），落地时再次下蹲缓冲，重复进行。

强度：如果觉得手持物品有难度，可先从徒手深蹲跳开始。注意跳跃时落地要轻盈，避免制造过大噪声影响他人工作。

额外效果：做完这组动作，会感觉全身血液循环加快，瞬间精神抖擞，工作效率也能提升不少。

方案八：窗边“站立拉伸操”——眺望远方，放松身心又塑形

场地：办公室窗边（视野开阔处）。

设备：无须额外设备。

场景：长时间盯着电脑屏幕后，去窗边透气放松。

时间：每次 5 ～ 8 min，可根据自身需求增加次数。

动作步骤：

全身伸展：双脚与肩同宽站在窗边，双手向上伸直，手指尽力去触摸天花板，同时踮起脚尖，感受身体从手指尖到脚趾尖被拉长，保持 15 ～ 20 s，缓解全身肌肉紧张。

侧身拉伸：双脚站立不动，身体向一侧弯曲（如同被风吹弯的小

树），用同侧手去触摸小腿，另一侧手臂向上伸直，保持 15 s 后换边，拉伸侧腰肌肉。

强度：拉伸时要缓慢进行，不要过度用力，避免拉伤肌肉。站在窗边既能拉伸，又能顺便眺望远方，缓解眼睛疲劳，一举两得。

温馨提示：欣赏窗外风景时，别忘了调整好工作状态再回到座位哦，小心被领导误以为在偷懒。

方案九：卫生间“墙壁俯卧撑进阶版”——利用空间强化上肢

场地：公司卫生间（选择人少的时间段）。

设备：卫生间墙壁。

场景：上厕所前后，简单利用卫生间空间进行锻炼。

时间：每次 2 ～ 3 组，每组 10 ～ 12 次。

动作步骤：

窄距墙壁俯卧撑：面对墙壁站立，双手撑墙，双手间距略窄于肩部，双脚并拢，缓慢弯曲手肘，让胸部靠近墙壁（如同要亲吻墙壁），然后用力推起身体，恢复起始姿势，重复动作。相较于普通墙壁俯卧撑，窄距能更有效地锻炼手臂内侧和胸肌中缝。

强度：如果觉得标准窄距有难度，可适当加宽双手间距。注意卫生间地面可能湿滑，务必站稳，避免滑倒受伤。

小变化：坚持做一段时间，会发现自己穿衬衫时手臂线条更明显，整个人看起来更精神。

方案十：午休“办公椅转体训练”——转动椅子锻炼腹部

场地：办公桌前。

设备：带旋转功能的办公椅。

场景：午休时间，在工位上进行轻松的腹部锻炼。

时间：每次 3 ～ 4 组，每组 15 ～ 20 次转体。

动作步骤：

坐姿转体：坐在办公椅上，双脚平稳着地，双手交叉放在胸前，身体保持正直，缓慢向一侧转动上半身（带动椅子一起转动），转到最大限度后，再缓慢转回中间，然后向另一侧转动，就像在办公椅上优雅地“扭秧歌”。

强度：转动时速度不宜过快，避免头晕。注意控制椅子的旋转幅度，别撞到旁边的桌子或同事的工位。

惊喜：坚持练习，能有效锻炼腹部两侧的腹斜肌，让腹部线条更加紧致，穿衣服也会更有型。

总结：办公室不是“发胖结界”，动起来就是“逆袭舞台”

很多人觉得“健身 = 去健身房 = 穿运动服 = 挥洒汗水”，但职场健身的精髓在于“把生活场景变成训练场”。你不需要专业器械，不需要大块时间，甚至不需要换衣服——只要在倒水时多走两层楼梯，在开会时偷偷做两组椅子深蹲，在午休时用瑜伽垫拉伸 5 min，这些“不显眼的小动作”，就能像蚂蚁搬家一样，慢慢搬走你的小肚子、蝴蝶袖和久坐带来的疲惫感。

别担心“这样练有没有效果”，科学早已证明：持续的微运动比偶尔的高强度训练更易坚持，也更适合职场人的生物钟。当你发现自己能轻松搬起厚重的会议资料，爬楼梯不再气喘吁吁，甚至穿衬衫时肩线变得更挺括，就会明白：办公室健身不是“敷衍的自我安慰”，而是对自己身体最实在的投资。

最后送所有职场人一句“摸鱼健身哲学”：上班已经够累了，何必把运动也变成任务？把拉伸当“带薪放松”，把深蹲当“椅子游戏”，把爬楼梯当“换脑休息”——当运动融入日常，你会发现，变瘦变健康这件事，原来可以和写 PPT、改报表一样，在不知不觉中完成。所以，从现在开始，站起身来，让你的工位、会议室、楼梯间，都成为你逆袭的“秘密基地”吧！记住，职场人最酷的超能力，就是能在 KPI 和马甲线之间，走出一条漂亮的平衡线。

打卡手账

第十七计

通勤活力计

——每天多走 2 000 步的秘密

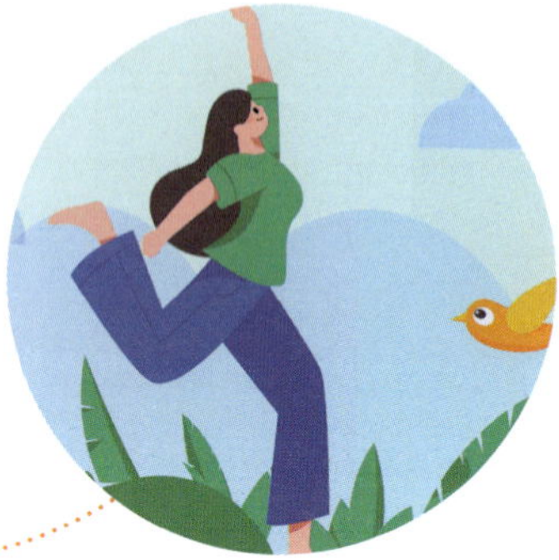

01 引子：被忽视的“移动减脂场”

上下班不是负担，是隐藏的健身课。

（巧用碎片时间运动）

清晨 6:00，天刚蒙蒙亮，城市还未完全苏醒。在河北燕郊的一个小区门口，雷先生已经背着包，快步走向公交站。作为廊坊“北三县”超 20 万环京通勤者中的一员，他每天都要花费近 2 h 前往北京工作。公交车上，他紧紧抓着扶手，随着车辆的启停摇晃，目光空洞地望着窗外一闪而过的街景。而此时，在城市的另一个角落，上海的李先生却在享受着别样的通勤时光。他熟练地解开系在岸边的小船，手持船桨，迎着微风，在波光粼粼的河面上悠然前行，单程 6 km 的水路，不仅让他避开了拥堵，还在 4 个月内成功减重 6.5 kg。

在如今的中国，全国城镇就业人口日均通勤时间达 72 min（往返），像北京、上海、深圳等大城市，单程通勤时间更是普遍偏长。北京单程 47 min，极端通勤占比 28%；上海单程 45 min，极端通勤占比 10%。无数人像雷先生一样，在漫长的通勤路上耗费大量精力，却鲜有人能像李先生这般，将通勤变为塑造健康的契机。实际上，这段每日必经的路程，恰恰藏着一个“零门槛”的减脂宝藏——步行。只要在通勤路线上动点“小心思”，每天多走 2 000 步，无须复杂装备与计划，身体就能悄然开启“燃脂模式”，为被 KPI 和报表填满生活的职场人，带来最温柔的减脂可能。

02 科学辨识：步行，激活代谢的“隐形引擎”

对职场人来说，减肥的最大阻碍往往不是“没时间运动”，而是忽略了藏在日常中的“被动燃脂机会”。通勤路上的步行，正是激活身体代谢的“低成本开关”——它不像 HIIT 那样激烈，却能像细水长流般，悄悄改写身体的能量消耗模式。

揭秘“非运动消耗”：你的身体比想象中更“勤快”

在人体的热量消耗构成中，有一个常被忽视的领域——非运动性活动产热（NEAT），即除了睡觉、吃饭、运动之外，所有日常活动消耗的热量。无论是打字时的手指运动讲，还是通勤时的步行，都属于 NEAT 的范畴。研究显示，普通人每天 30% ～ 50% 的热量消耗来自 NEAT，而久坐少动的职场人，这一比例往往低于 20%。换句话说，当你抱怨“喝口水都长胖”时，可能只是身体的“非运动消耗”被长期压抑了。

步行，作为 NEAT 中最容易量化和操作的部分，每多走 1 000 步，就能让身体多消耗 30 ～ 50 kcal 热量（相当于吃掉半根香蕉后自然代谢）。更关键的是，这种消耗是“润物细无声”的：它不需要你专门腾时间，只需在通勤路线上调整选择，就能让身体进入“微运动状态”。比如，每天提前一站下地铁，相当于强迫身体启动“额外消耗程序”，而大脑几乎察觉不到这种变化，避免了传统运动带来的心理压力。

2 000 步的“代谢蝴蝶效应”：从小动作到身体重塑

当我们谈论“每天多走 2 000 步”时，本质上是在给身体发送一个信号：

“别偷懒，动起来！”这个信号会触发一系列生理反应：

- 肌肉激活，启动“燃脂连锁反应”，步行时，下肢的股四头肌、臀大肌、小腿肌群会持续收缩，这种低强度的肌肉活动会促使身体分解脂肪供能。尤其是快走（步频 100 ～ 120 步 / min）时，心率提升至静息状态的 60% ～ 70%，脂肪氧化效率达到峰值——此时消耗的热量中，约 60% 来自脂肪储备。更重要的是，肌肉在运动后会进入“后燃效应”，即使你回到工位坐下，身体仍会持续消耗热量修复肌肉纤维，形成“步行 10 min，燃脂 1 h”的延伸效果。

- 改善胰岛素敏感性，阻断“脂肪囤积通道”久坐会导致胰岛素敏感性下降，血糖容易转化为脂肪堆积在腹部和肝脏。而步行能促进肌肉细胞对葡萄糖的摄取，研究表明，单次 30 min 的步行可使胰岛素敏感性提升 16%，这种效果可持续 4 ～ 6 h。对于每天久坐 8 h 以上的职场人来说，通勤时的步行相当于在“胰岛素抵抗”的防线上打开一个缺口，让餐后血糖更平稳，减少内脏脂肪的堆积风险。

- 调节肠道菌群，重塑“易瘦体质”。近年来的研究发现，步行能改变肠道微生物的组成，增加有益菌（如短链脂肪酸产生菌）的比例。这些有益菌不仅能改善消化功能，还能通过调节肠道激素（如 GLP-1，抑制食欲）和炎症因子，间接促进减脂。简单来说，坚持步行的人，肠道环境会逐渐向“利于代谢”的方向转变，让身体更容易保持轻盈状态。

通勤场景的“天然适配性”：为什么职场人更该走起来？

与健身房运动相比，通勤步行有三个不可替代的优势：

• 规律性：让运动成为“必经之路”。职场人的日程表往往被会议、报表填满，临时安排运动容易被突发事件打断。但通勤是每天必须完成的“固定动作”，将步行融入通勤路线，相当于给运动上了一道“日程保险”。比如，每天早上提前 10 min 出门，把“坐 3 站地铁”改为“坐 2 站 + 走 1 站”，这种固定场景下的运动计划，执行难度远低于“今晚去健身房”的模糊目标。

• 低强度：适合“代谢低迷”的久坐人群。长时间久坐会导致心肺功能下降，突然进行高强度运动容易受伤。而步行属于“天然友好”的运动形式，关节压力小（膝盖承受的冲击力仅为跑步的 1/3），适合体重较大或体能较弱的职场人。更重要的是，步行能逐步提升体能：从最初的“走 10 min 就喘气”，到 3 个月后“轻松走完 5 km”，身体在不知不觉中完成适应，避免了运动门槛过高带来的放弃风险。

• 碎片化：利用“时间边角料”创造价值。职场人最缺的是“完整时间”，但通勤中的碎片时间却被大量浪费。比如，等地铁时刷手机、堵车时焦虑抱怨，这些时间本可以转化为“隐性运动机会”。通过“分段步行法”（如上班走 10 min、下班走 10 min），将 2 000 步拆分成多个小目标，既能利用碎片时间，又能避免占用工作或休息时间，让减肥真正成为“不增加负担”的生活方式。

数据说话：步行的长期健康红利

不要小看每天 2 000 步的积累，坚持 3 个月以上，身体会发生这些变化：

- 热量消耗：累计多消耗 9 000 ～ 13 500 kcal，相当于燃烧 1.2 ～ 1.8 kg 脂肪。
- 身体指标：腰围平均缩小 2 ～ 3 cm，体脂率下降 1% ～ 2%。
- 健康风险：患高血压风险降低 12%，患 2 型糖尿病风险降低 15%。
- 体能提升：爬楼梯不再气喘，步行速度提升 10% ～ 15%。

这些改变，本质上是身体对“日常活动量增加”的适应性调整：心脏泵血效率提高，血管弹性增强，肌肉耐力提升，连基础代谢率都会因肌肉量的微小增加而小幅上升。更重要的是，这种“不费力”的运动方式，能打破职场人对减肥的畏难心理，让“动起来”成为像刷牙一样自然的习惯。

当我们把通勤步行视为“激活代谢的日常仪式”，而非“额外的减肥任务”时，就会发现：科学减脂的核心，从来不是对抗人性，而是顺应身体的本能——让每一步路，都成为重塑体态的基石；让每一天的通勤，都成为靠近轻盈的旅程。接下来的生活案例，将告诉你真实的职场人如何通过这2 000步，实现从“久坐肥胖”到“轻盈自在”的蜕变。

03 实操指南：让通勤步数翻倍的落地技巧

对职场人而言，把“每天多走2 000步”变成可执行的日常，关键在于将步行融入通勤动线，用“最小改变”撬动“最大效果”。以下几条实操指南，覆盖不同通勤场景与装备选择，帮你把上下班路变成“移动减脂场”。

路线规划：用“主动绕路”创造步行刚需

“+N站下车法”

把地铁公交变成“步数加速器”。无论选择地铁还是公交，提前1～2站下车是最直接的增步策略。例如：

• 地铁通勤者：若全程需乘坐 8 站，可在第 6 站下车，选择地面步道而非地下通道，沿写字楼周边的绿化道步行，既能避开地铁闷热环境，又能通过观察街景分散步行注意力。步行时保持“通勤快走”节奏（步频 100 ～ 120 步 / min），2 站距离在 800 ～ 1 000 步，耗时 8 ～ 10 min，刚好匹配地铁两站间的运行时间，几乎不影响通勤效率。

• 公交通勤者：提前查看公交线路，选择停靠站点更密集的“区间车”，例如从“直达快车”改为“站站停”线路，在靠近公司的 3 个站点中任选 1 站下车，配合“过路口多走 50 m”的微绕路（如放弃斜穿马路，走斑马线绕行），轻松增加 200 ～ 300 步。

关键提醒：提前用地图 App 测算步行时间，预留 5 min 弹性时间，避免因快走导致气喘吁吁进办公室。

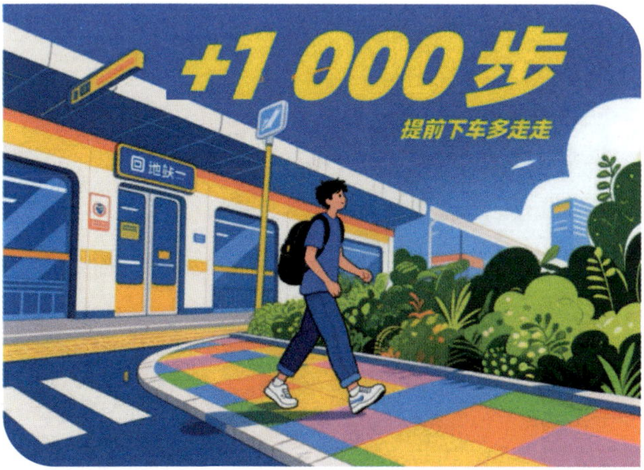

"停车场 / 共享单车停放点外扩法"

给开车族 / 骑行族的专属增步术。开车或骑共享单车的职场人，可通过"主动远离目的地"创造步行机会：

• 有车一族：拒绝"精准停到电梯口"，将车停在停车场最远端的空位（建议距离电梯口 300 ～ 500 m），并刻意选择需经过楼梯的停车区域——例如停在 B2 层而非 B1 层，下车后先爬 1 层楼梯到 B1 层，再步行至写字楼入口，往返可增加 400 ～ 600 步。

共享单车用户：将停车点设置在距离公司 500 m 外的指定区域（如写字楼周边的公园入口、商圈外围），停好车后沿河边或林荫道步行，既能避免写字楼楼下停车点的拥挤，又能利用这段路程整理着装、调整心情，实现"通勤＋热身"双重功能。数据参考：500 m 步行约 700 步，耗时 5 ～ 6 min，相当于消耗 30 ～ 40 kcal，且不会因出汗影响职场形象。

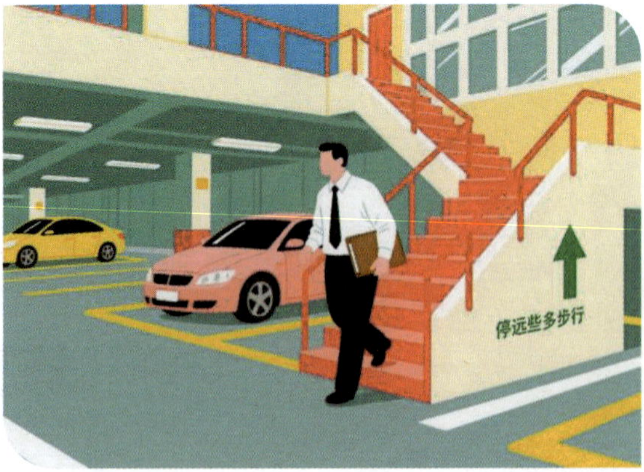

场景利用：把“被动等待”转化为“主动消耗”

“等车 / 堵车微运动组合”

碎片时间的隐形燃脂站。通勤中的“被迫停滞时间”（如等地铁、等红灯、排队扫码），正是积累步数与激活肌肉的黄金窗口：

- 地铁 / 公交站台：

站立时采用“微屈膝站姿”（膝盖微弯 10°，重心交替落在左右脚），每 30 s 切换一次，激活臀腿肌肉，同时避免久站导致的静脉曲张。

携带轻便折叠伞或水瓶，双手握住做“肩部绕环”（向前 / 向后各 10 圈），改善久坐导致的圆肩问题，每组消耗约 10 kcal。

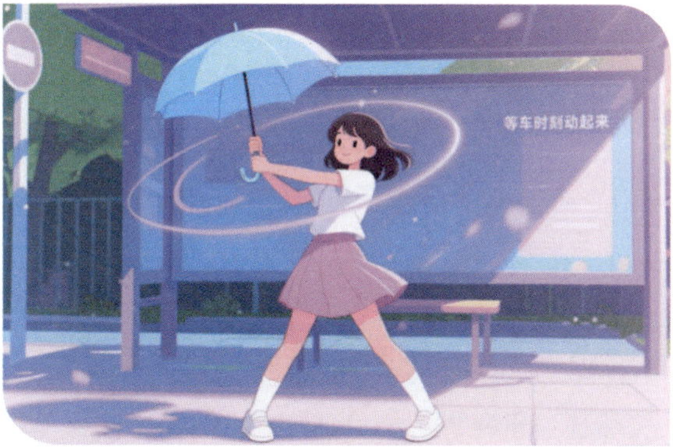

- 开车遇红灯时：

双手握方向盘做“扩胸运动”（肩胛骨用力后缩，保持 5 s 再放松），重复 10 次，缓解肩颈紧张，同时带动背部肌肉收缩，间接提升基础代谢。

脚下做“勾脚绷脚”循环（勾脚时脚尖朝上，绷脚时脚尖前伸），每个动作持续 3 s，重复 20 组，促进下肢血液循环，避免久坐水肿。执行要点：这些微运动强度低，不会引起他人注意，却能在每天 30 min 的通勤等待中，额外消耗 50 ～ 80 kcal。

“办公楼下楼梯经济学”

用 3 层阶梯撬动全天代谢无论通勤是否步行，进入写字楼后的“最后一段路”都是增步关键：

• 低楼层（1 ～ 5 层）：

直接放弃电梯，选择走楼梯，上楼时采用“前脚掌先着地”的方式，脚跟轻触地面，减轻膝盖压力，同时收紧核心，每步稍作停顿（1 s），强化臀腿发力，1 层楼梯约 20 步，5 层往返可增加 200 步，消耗 20 ～ 30 kcal。

• 高楼层（6 层以上）：

采用“电梯 + 楼梯组合法”，例如乘坐电梯到目标楼层下方 3 层，再步行上楼，下楼时直接走楼梯到 1 层。这种“分段楼梯术”既避免体力不支，又能通过重复训练提升肌肉耐力，3 层楼梯单程约 60 步，每天上下各 1 次，轻松增加 240 步。附加好处：爬楼梯时身体前倾 15° 可有效锻炼核心肌群，长期坚持能改善久坐导致的腰痛问题，同时提升全天精神状态。

装备优化：让步行变得“零负担”“更高效”

“隐形运动装备”

职场穿搭与步行的完美兼容。担心步行影响职场形象？选对装备能让你在“专业”与“舒适”间自由切换。

- 鞋类选择：

常备一双“通勤万能鞋”（如轻便皮鞋、透气布鞋、低跟乐福鞋）放在工位，鞋底需满足三个条件：防滑纹路（应对雨天）、足弓支撑（避免足底筋膜炎）、鞋跟高度≤ 3 cm（保护膝关节）。通勤时穿运动鞋或休闲鞋，到公司后更换职场鞋，既保证步行舒适度，又不破坏着装规范。

女性可选择“隐形减震鞋垫”（如硅胶材质），插入高跟鞋内，步行时减轻脚跟冲击力（实测可降低 20% 膝盖压力），适合需穿高跟鞋通勤的岗位（如销售、商务）。

“智能设备辅助”

用数据反馈提升执行动力。借助手机 App 或手环，将步行数据可视化，把“抽象目标”变成“具体成就”。

用双肩包替代单肩包，均匀分布重量（建议负重≤体重 10%，如 60 kg 体重者负重不超过 6 kg），并在包内放置 1 ～ 2 瓶 500 mL 矿泉水（0.5 ～ 1 kg），步行时自然摆臂，增加上肢参与度，每瓶水的晃动可额外消耗 5 ～ 10 kcal/km。

选择带“腰部支撑带”的通勤包，步行时扣紧腰带，将重量从肩部转移到腰部，避免斜方肌代偿，预防“肩颈粗壮”问题。

• 基础款：微信运动 / 支付宝运动

设置“2 000 步专属目标”，开启“好友排名”功能，每天下班前查看进度，若未达标，可在写字楼周边快走 10 min 补足。完成目标后，用职场人专属奖励（如一杯无糖拿铁、10 min 午休特权）强化正反馈。

• 进阶款：专业运动 App（如 Strava、Runtastic）

记录每日通勤步行路线，生成“热量消耗 – 步数 – 时长”图表，每周复盘时重点关注“步行速度提升”（如从 8 min/km 到 7 min/km），这种可视化进步能有效对抗平台期倦怠。

• 隐藏技巧：将手机设置为“步行时自动播放励志播客”（如职场成长类、轻量级知识付费内容），让步行时间兼具“减脂 + 学习”双重价值，提升行动意愿。

极端天气：打造“全天候步行方案”

躲得过天气，躲不过燃脂遇到恶劣天气，可将步行战场转移至室内，利用通勤场景的“平替空间”。

• 地铁通勤者：

若地铁线路复杂，选择“长距离换乘通道”步行，例如从 2 号线转 5 号线时，刻意绕行商业层而非直接走快捷通道，利用商场内的环形走廊增加步数（每层商场约 500 步），同时可顺路购买早餐或办公用品，实现“步行 + 办事”两不误。

乘坐地铁时，抓住车厢内的站立机会做“核心收紧训练”：双脚与肩同宽，膝盖微屈，想象肚脐向脊柱方向收紧，保持 30 s 后放松，重复 5 组，消耗热量的同时强化腹部肌肉（尤其适合小腹突出的久坐人群）。

• 开车族 / 骑行族：

用科学穿搭保持步行热情低温天气易让人产生“能坐车就不走路”的惰性，通过装备升级和节奏调整，让步行变得温暖高效。

到达公司后，在地下停车场内绕行 2 圈再上楼（每圈约 300 步），或利用停车场的斜坡做“慢速往返走”（上坡时脚跟先着地，下坡时前脚掌轻触地面），10 min 可增加 400 ～ 500 步，且避免地面湿滑风险。

• 穿搭公式：“速干衣 + 薄羽绒服 + 防风外套”三层穿衣法，步行时解开外套拉链，保持体感微暖（避免出汗），到达公司后脱下外套，内搭仍保持整洁。

• 节奏控制：

采用“快走 1 min+ 慢走 1 min”的间歇法，既能提升心率保持体温，又能避免因寒冷导致的呼吸急促。实测显示，这种模式下步行 10 min 的热量消耗比匀速步行高 15% ～ 20%，且更容易坚持。

- 心理暗示：

将步行视为“对抗寒冬的热身仪式”，告诉自己“每走 100 步，就能多暖 1℃”，配合耳机播放快节奏音乐，用节拍带动步频，减少低温带来的负面情绪。

五、习惯养成：让步行成为“无意识选择”

“场景绑定法”

把步行嵌入日常行为链。利用“锚定效应”，将步行与特定场景绑定，形成自动化反应。

- 时间锚：设置手机闹钟“每天 7:30 提醒：今天提前 1 站下车”，持续 21 天形成条件反射，之后无须提醒也会本能选择步行路段。

- 空间锚：在通勤必经的路口设置“步行启动点”，例如看到某家便利店就自觉切换为步行模式，看到写字楼前的广场就绕场一周再进入（约 100 步）。

- 事件锚：将步行与刚需行为结合，例如“每天下班买水果时，必须走到 500 m 外的菜市场”“每周三早上的咖啡，必须去需要步行

15 min 的网红店购买”，用日常需求驱动步行习惯。

“社交激励术”

用群体力量突破惰性瓶颈。独行易怠，众行易趋，通过职场社交创造步行氛围。

- 组建“通勤步行小队”：邀请同小区 / 同写字楼的同事，约定每周 3 天共同提前下车步行，路上交流工作心得或行业资讯，让步行时间兼具“社交 + 运动”双重价值。
- 发起“步数 PK 赛”：以部门为单位，设置月度步行目标（如人均每天 2 000 步增量），达标团队获得下午茶奖励（建议选择低卡水果拼盘而非甜点），利用职场人的竞争心理提升参与度。
- 创造“步行偶遇场景”：与常约饭的同事约定“在距离公司 800 m 的餐厅碰面”，迫使双方都需步行一段路程，同时将“走路赴约”视为健康生活方式的展示，潜移默化影响身边人。

执行关键点：从“刻意为之”到“习以为常”

刚开始实践时，可从 3 ～ 4 条指南入手（如“提前 1 站下车 + 停车场外扩 + 楼梯组合法”），避免因目标过多导致压力。建议用“3 周适应期”逐步推进。

- 第 1 周：重点突破路线规划（每天固定增加 500 ～ 1 000 步），允许自己偶尔偷懒，用“完成 70% 即达标”的弹性标准降低挫败感。

• 第 2 周：加入装备优化与微运动（如换轻便鞋、等车时做提踵），此时身体已适应步行节奏，可明显感受到下肢力量提升（如爬楼梯不再腿酸）。

• 第 3 周：引入社交激励或数据记录，让步行从“个人行为”变成“可量化的进步”，例如发现腰围缩小 1 cm，或同事注意到你“走路姿势更挺拔”，这些正向反馈会形成强大的持续动力。

记住：职场人减脂的核心竞争力，在于把健康习惯嵌入“不得不做”的日常流程。当你把“多走 2 000 步”拆解到通勤的每个细节——是提前下车时的一次转身，是等红灯时的一组扩胸，是选择楼梯时的一次抬腿——减肥就不再是需要咬牙坚持的任务，而是融入生活的自然选择。这些看似微小的改变，终将在时间的积累中，让你收获比体重数字更珍贵的礼物：轻盈的体态、充沛的精力，以及对生活的掌控感。

总结：通勤路上的“不费力减脂哲学”

当我们在写字楼里为 KPI 焦头烂额，在地铁车厢被挤得腰酸背痛，在深夜加班后拖着沉重的步伐回家时，减肥似乎成了一件需要“额外付出”的苦差事。但本计的核心启示在于：真正高效的减脂，从不需要颠覆生活，而是学会在日常的缝隙里，找到与身体和解的节奏——每天多走 2 000 步，就是这场“轻盈革命”的起点。

通勤步行的本质，是对“职场亚健康”的温柔反击。它打破了“减肥必须痛苦”的刻板印象，将运动融入每天必经的迁徙之路：提前一站下车时吹过的风，停车场多走的那几百米，楼梯间里的深呼吸，都在悄悄激活身体的代谢开关。这些看似零散的步伐，实则是对久坐不动的无声抵抗——当你迈开双腿去丈量城市，僵硬的肩颈会渐渐舒展，堆积的脂肪会慢慢分解，就连看待生活的视角，也会变得轻盈起来。

实操指南提供的 10 条技巧，本质上是“用最小改变撬动最大效果”的智慧。无论是提前下车的“+*N* 站策略”，还是利用楼梯、停车场的“场景微创新”，或是通过装备和社交强化习惯，核心都是让步行变得“无意识化”——当你不再把它当作任务，而是视为通勤的自然延伸，改变就会悄然发生。比如，习惯了提前一站下车的你，会本能地选择有树荫的步道；习惯了走楼梯的你，会发现 3 层台阶早已轻松征服；习惯了和同事组队步行的你，会期待每天路上的闲聊时光——这些细节，正是“把减肥融入生活”的终极密码。

最后，请记住：职场人最宝贵的减脂优势，就是“将健康习惯嵌入刚需场景”的能力。当他人还在为“没时间运动”烦恼时，你已经在通勤路上完成了2 000步的积累；当他人因高强度训练难以坚持时，你早已通过日常步行提升了体能；当他人盯着体重秤上的数字患得患失时，你已在悄然收获步态轻盈、精力充沛的生命馈赠。这种“不费力的瘦”，不是投机取巧，而是对身体规律的尊重，对职场生活的温柔改造。

打卡手账

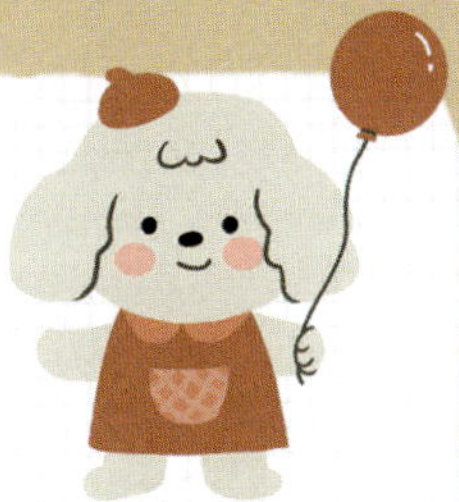

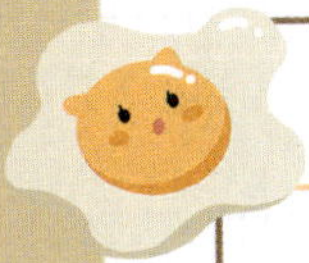

第十八计

久坐反击计

——激活你的“沉睡”代谢

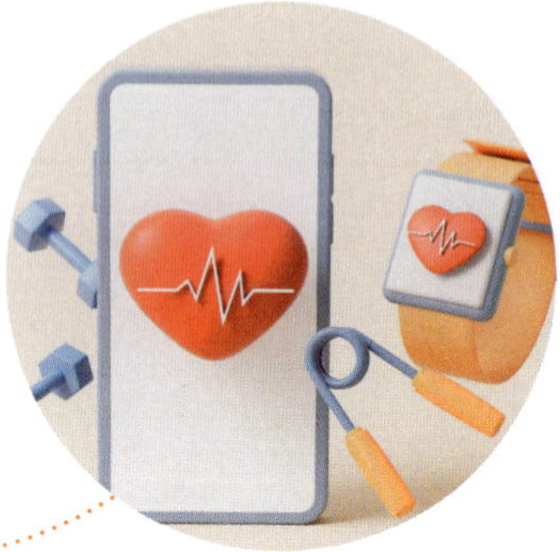

01 引子：当办公椅成为“代谢枷锁”

（对抗久坐综合征）

清晨 7:30，北京国贸地铁站的早高峰如潮汐般涌来。32 岁的小林随着人流挤上扶梯，西装裤腰扣得生疼——她分明记得这条裤子去年还松松垮垮，如今却紧紧勒着小腹。手机振动，健身 App 弹出提醒：“您本周运动时长为零”，红色数字刺得她眯了眯眼，下意识摸向包中藏着的代餐饼干。

《中国城市通勤健康报告》显示，超 60% 职场人日均活动量不足 3 000 步，久坐导致的代谢综合征风险较运动人群高出 42%。但改变往往藏在细微选择中：当小林放弃网约车，撑伞走进雨幕，选择提前一站地铁口下车时，她不知道，这 15 min 的雨中快走，正以 400 kcal/h

的消耗，悄然撬动身体的燃脂开关。雨滴打在伞面的节奏里，她第一次注意到街边梧桐抽出的新芽——原来通勤路上的每一步，都能成为唤醒代谢的起点。

02 科学解析：久坐如何让代谢“陷入沉睡”？

在写字楼的方寸之间，办公椅像一个温柔的“代谢陷阱”——当你沉浸于报表与会议时，身体的燃脂引擎正悄然熄火。科学研究揭示，久坐对代谢的伤害是系统性的，从肌肉萎缩到激素失衡，每一个环节都在为脂肪囤积铺路。

肌肉“失活”：代谢引擎的“火花塞”生锈

肌肉是身体的“热量消耗大户”，每千克肌肉每天消耗约 110 kcal，是脂肪组织的 5 倍。但久坐会让这块“高效发动机”逐渐沦为“装饰品”：

• 肌肉纤维“休眠”：坐着时，臀大肌、股四头肌等大肌群处于持续放松状态，肌纤维收缩频率下降 70%。研究发现，连续久坐 1 h，肌肉线粒体活性降低 9%，相当于关闭了部分“燃脂车间”。

• 基础代谢“滑坡”：肌肉量每减少 3%，基础代谢率就下降 1.5% ～ 2%。这就是为什么上班族即使体重不变，体脂率也会逐年上升——表面看是“没发胖”，实则是肌肉在悄悄流失，脂肪在默默替代。

血糖“失控”：胰岛素的“信号短路”

久坐对代谢的致命一击，在于破坏血糖调节机制。

• 胰岛素抵抗“启动”：当我们坐着时，肌肉细胞对胰岛素的反应变得迟钝。餐后血糖无法及时被肌肉吸收利用，只能在血液中“游荡”，最终转化为脂肪储存。哈佛大学研究显示，久坐 90 min 后，胰岛素清除血糖的效率下降 31%，相当于吃了一块奶油蛋糕却无法消化。

• 内脏脂肪“堆积”：这种血糖处理障碍会优先攻击腹部，导致内脏脂肪堆积。

内脏脂肪不仅影响体态，更会分泌炎症因子，诱发脂肪肝、高血脂等代谢疾病，形成“久坐—血糖高—内脏胖—代谢差”的恶性循环。

循环“淤堵”：代谢废物的“垃圾围城”

淋巴系统是身体的“代谢清洁工”，但久坐让这位“清洁工”陷入瘫痪。

• 淋巴流动“停滞”：淋巴液依赖肌肉收缩推动循环，久坐时下肢淋巴流速下降 50%，导致代谢废物（如乳酸、尿酸）堆积。下午你的双腿浮肿、腰背酸痛，正是淋巴淤堵的直接后果。

- 细胞供氧“不足”：血液循环减慢还会导致大脑和肌肉供氧减少，让你越坐越困、越困越不想动，形成“静止—疲劳—更静止”的死循环。此时大脑会误判为“需要能量”，促使你摄入更多高糖零食，进一步加重代谢负担。

激素“紊乱”：饥饿与疲劳的“双重背叛”

久坐对内分泌系统的破坏，堪称代谢的“核爆级打击”。

- 食欲激素“失衡”：久坐会抑制瘦素（抑制食欲的激素）分泌，同时刺激饥饿素（促进食欲的激素）上升。试验显示，久坐 2 h 后，饥饿感会增强 24%，让你忍不住伸向抽屉里的薯片——此时吃下去的热量，比平时更易转化为脂肪。

- 压力激素“爆表”：长时间保持固定姿势会激活下丘脑—垂体—肾上腺轴，导致皮质醇（压力激素）水平升高。皮质醇不仅会促进脂肪合成，还会让脂肪优先堆积在腹部，形成标志性的“久坐肚”。

代谢“记忆”：身体的“节能成瘾”

最棘手的是，久坐会重塑身体的“代谢记忆”。

- “节能模式”固化：身体适应久坐后，会默认“低消耗状态”

为常态，即使起身活动，热量消耗也比常人低 10% ～ 15%。这就是为什么很多上班族下班后运动，效果却不如预期——长期久坐已让身体学会“偷懒”。

• 基因表达“改变”：最新研究发现，长期久坐会影响与代谢相关的基因表达，比如 PPAR-γ 基因活性增强（促进脂肪储存），ADRB2 基因活性减弱（抑制脂肪分解）。这种分子层面的改变，让减脂变得难上加难。

破解这些代谢困境的关键，在于打破“久坐—代谢抑制”的恶性循环。科学证明，每 30 min 进行 2 ～ 3 min 的轻度活动（如站立、拉伸、快走），就能将胰岛素敏感性提升 21%，肌肉血流量增加 30%，相当于给沉睡的代谢系统打了一剂“强心针”。这些微小的动作无须消耗大量精力，却能从肌肉激活、血糖调节、循环改善、激素平衡四个维度，重新唤醒身体的燃脂能力。

当我们了解久坐对代谢的层层伤害，就更能理解“30 min 激活术”的科学价值——它不是额外的负担，而是对身体本能的回归。接下来的实操指南，将教你如何把这些科学原理转化为办公室里的具体行动，让每一次起身，都成为逆转代谢衰退的开始。

破解久坐困局的关键，在于将“对抗静止”转化为融入工作节奏的本能反应。以下 10 条实操指南，从提醒机制到动作设计，覆盖办公场景全流程，帮你打造“久坐—激活”的自动化循环。

03 实操指南

办公室“30 min 代谢激活”全方案

定时唤醒：给身体设置“防沉睡闹钟”

电子设备“软硬兼施”：把提醒变成身体记忆

- 手机 / 手表智能提醒：下载“Time Out”“Pomodoro Timer”等 App，设置每 30 min“站立拉伸”提醒（建议选择振动 + 弹窗模式）。智能手表用户可开启“久坐提醒”功能，当监测到静止超 1 h 时，触发“抬腿 30 s”振动指令。

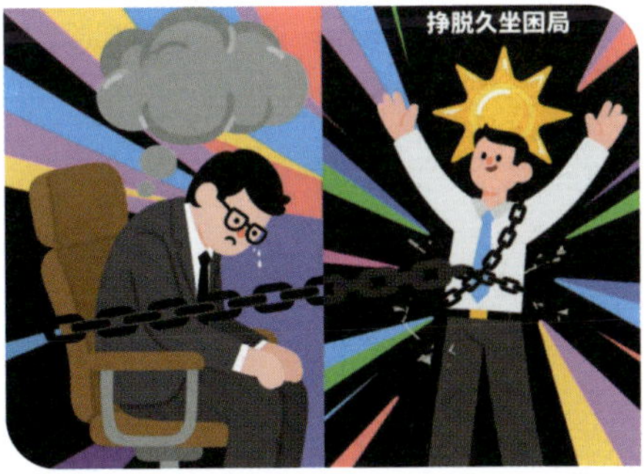

- 电脑桌面“视觉警示”：将电脑壁纸设为“每 30 min 起身活动”的标语（如“你的代谢需要一次重启”），或在显示器边框贴便利贴，用红色字体标注“起身时刻到！”，利用视觉刺激突破工作沉浸状态。

场景绑定“刚需联动”：让活动成为流程环节

• 饮水—活动“捆绑法”：把水杯放在离工位 10 m 外的茶水间，每次接水时必须完成“往返快走 +5 个踮脚尖”（往返约 80 步，踮脚尖激活小腿肌肉）。实测每天 8 杯水可自然积累 640 步 +40 次踮脚尖，消耗约 60 kcal。

• 文件—走动“强制链”：打印文件时故意选择楼层另一端的打印机，取文件时绕办公区主干道走一圈（约 200 步）；传递纸质资料时不发消息通知，亲自起身送达（单程 50 步 ×4 次 / 天 =200 步 / 天）。

工位微运动：3 min 激活全身代谢引擎

坐姿“动态觉醒”：坐着也能燃烧的秘密

• “迷你臀桥”激活臀肌：坐在椅子前 1/3 处，双手撑椅面，臀部悬空缓慢抬起（膝盖保持 90°），停顿 3 s 后放下，10 次 / 组。每天 3 组，可改善久坐导致的臀肌松弛，提升下肢代谢率（每组消耗约 15 kcal）。

• “桌面划船”唤醒背肌：将文件夹或厚重书籍抱于胸前，手肘向后拉伸（模拟划船动作），感受背部肌肉收紧，15 次 / 组。缓解圆肩驼背的同时，激活背部肌群，提升上半身血液循环。

站立“碎片燃脂”：起身时刻的代谢快充

• “靠墙天使”拉伸肩颈：背靠墙面站立，双脚离墙 30 cm，双手沿墙面向上滑动至“W”姿势(手肘弯曲90°),保持30 s,改善肩颈僵硬,同时收缩核心肌群（相当于静态平板支撑，消耗约20 kcal/min）。

- “深蹲取水”强化下肢：从工位起身取高处物品时，采用“深蹲拿取”姿势（膝盖不超过脚尖，臀部后移），10次/组，聚焦股四头肌和臀大肌的强化训练，以提升肌肉对血糖的摄取效能。

环境改造：把办公室变成“反久坐训练场”

工位“微基建”：创造非动不可的场景

- “远距办公”三件套：

键盘鼠标前移20 cm，迫使打字时自然挺胸（减少弯腰驼背导致的肌肉松弛）。

垃圾桶移至工位对面（约5 m），丢垃圾时必须起身（每天约10次，累计100步）。

抽屉分层摆放：常用物品放底层，取用时需弯腰下蹲（每次激活核心肌群，累计10次/d =10次微深蹲）。

- “站立办公”渐进法：准备可调节升降桌（或用纸箱垫高显示器），每天选择3个时段（如10:00—10:30、15:00—15:30、17:30—18:00）站立办公，配合“双脚交替踩地”（1次/s），提升站立时的热量消耗（比久坐多消耗30%热量）。

楼梯间“秘密训练馆”：5 min 高效激活

• “两层楼间歇训练”：上楼时用“前脚掌快速蹬阶”（20 s），下楼时“脚跟缓慢落地”（40 s），重复 3 轮。这种高低强度交替可提升心率至静息状态的 70%，快速激活心肺功能，促进脂肪氧化。

• “台阶拉伸组合”：单脚踩台阶，后腿伸直脚跟贴地，身体前倾拉伸大腿前侧（每侧 30 s）；双脚并拢踩台阶边缘，做“提踵—落下”动作（15 次 / 组），紧致小腿肌肉，改善下肢水肿。

会议场景：让沟通成为代谢激活契机

站立会议“隐形燃脂”：边聊边动的智慧

• “靠墙站立”升级版：站立开会时，背部贴墙，双脚离墙 30 cm，膝盖微弯（模拟半蹲姿势），核心收紧，每 10 min 切换一次重心脚。这种“静态抗阻”状态可多消耗 20 ～ 30 kcal/15 min，同时提升会议专注力。

• “走动讨论”提案法：提议 15 min 内的短会改为“走廊漫步会议”，边走边聊（步频控制在 80 步 / min）。假设会议时长 30 min，可自然积累

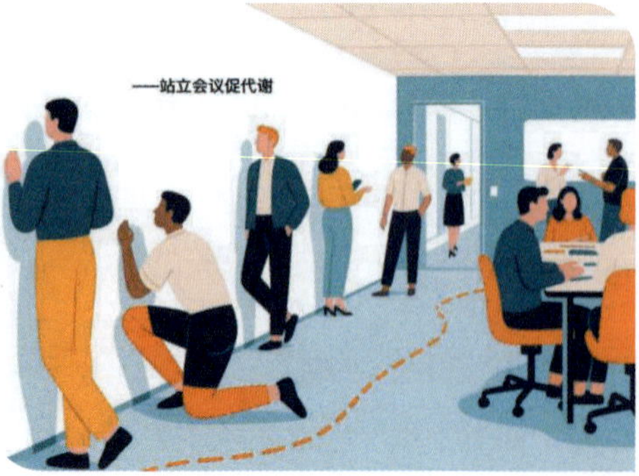

2 400 步，相当于消耗 120 kcal，且行走时大脑更易产生创意。

桌下“隐形运动”：坐着也能偷偷燃脂

• “坐姿抬腿”激活股四头肌：双腿伸直交替抬高（离地 30 cm），每侧 10 次 / 组，过程中保持上半身稳定。这个动作可促进下肢血液循环，避免久坐导致的静脉血栓风险，同时消耗约 10 kcal/ 组。

• “盆底肌收缩”强化核心：每隔 20 min 做“吸气收紧盆底肌 5 s，呼气放松”，20 次 / 组。不仅能改善盆腔血液循环，还能激活深层核心肌群，提升坐姿时的基础代谢（相当于给腹部装了一台“微型燃脂泵”）。

工具辅助：用小物件撬动大改变

办公用品“变废为宝”：随手可得的训练道具

• “水瓶哑铃”简易训练：准备 2 瓶 500 mL 矿泉水（约 1 kg），做“坐姿弯举”（锻炼肱二头肌）和“侧平举”（锻炼肩部三角肌），15 次 / 组，3 组 / 天。上肢肌肉的激活可带动全身代谢提升，同时改善“鼠标手”问题。

• “弹力带坐姿拉伸”：在工位抽屉放一根轻便弹力带，套在双脚上做“坐姿划船”（双手拉弹力带向胸部靠拢），12 次 / 组，重点锻炼背阔肌和菱形肌，纠正久坐导致的含胸驼背，提升呼吸效率（肺部扩张度增加 15%）。

数据追踪“正向反馈”：让进步看得见

• “30 min 激活打卡表”：打印表格贴在工位，每完成一次 30 min 起身活动（如深蹲 5 次或拉伸 30 s），就画 1 颗星星。累计 10 颗星星兑换 10 min 午休延长券，用可视化奖励强化行为习惯。

• “体围变化记录表”：每周一早晨测量腰围、大腿围，记录在手机备忘录。当发现腰围缩小 1 cm 时，及时奖励自己一双舒适的步行鞋——身体数据的正向反馈，是对抗久坐最有力的动力之一。

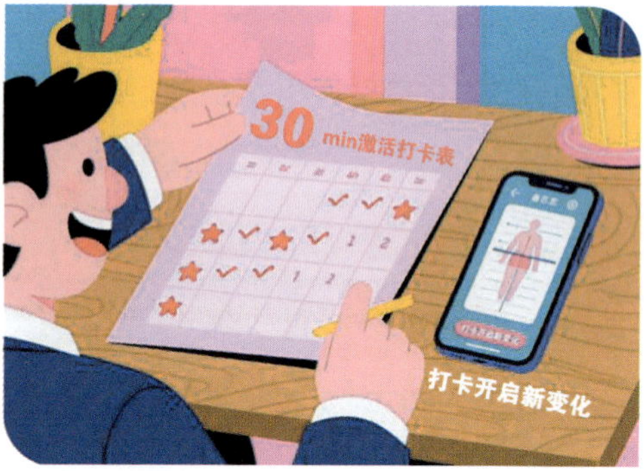

执行关键：从“刻意对抗”到“本能反应”

刚开始实践时，可聚焦“3 个核心动作 +2 个必做场景”（核心动作：定时提醒起身、接水时深蹲、会议时站立；必做场景：午餐后绕办公区走一圈、下班前爬 3 层楼梯），避免贪多导致放弃。建议用“21 天习惯养成法”逐步推进。

• 第 1 周：建立提醒机制，依赖手机闹钟和便利贴，允许自己偶尔忘记，重点是让“起身活动”进入意识层面。

- 第 2 周：固化动作组合，将“深蹲 + 拉伸 + 快走”打包成“激活套餐”，让身体形成“久坐—起身—运动”的条件反射。
- 第 3 周：融入工作节奏，发现起身活动后思路更清晰、效率更高，从而主动期待“代谢激活时刻”，形成“久坐—不适—主动活动”的良性循环。

记住，职场人的代谢激活不是“与时间赛跑”，而是在忙碌中找到身体的“呼吸感”——每一次起身的深蹲，每一次接水的快走，每一次会议的站立，都是在向身体发送“别沉睡，动起来”的信号。这些看似微小的改变，终将在时间的积累中，让你告别“久坐水肿”“小肚子凸起”，收获更轻盈的体态和更旺盛的精力。毕竟，最高级的职场自律，是让健康习惯与工作效率同频共振，而你，从现在起身的 30 s 开始，就已经赢在了代谢重启的起跑线上。

总结：在静止中唤醒代谢，于细节处重塑体态

当我们在键盘上敲下最后一个标点，在会议记录本上画下结束符号，久坐带来的不仅是肩颈的酸痛，更是对代谢系统的无声侵蚀。但本计的核心启示在于：对抗办公室“代谢沉睡”，不需要颠覆工作节奏，只需在 30 min 的静止周期里，种下一颗“激活”的种子——这颗种子，终将在日复一日的起身、拉伸、快走中，长成守护体态与健康的参天

大树。

更重要的是，我们正在重塑与办公环境的关系：曾经困住我们的椅子，如今成为提醒起身的信号；曾经令人疲惫的会议，现在化作活动身体的契机；曾经单调的工位，转身变为激活代谢的微型训练场。当“每 30 min 起身 30 s”成为肌肉记忆，当“动态坐姿”“碎片运动”融入身体本能，我们会惊讶地发现：小肚子在不知不觉中收紧，爬楼梯时不再气喘吁吁，甚至连下午的困意都悄悄退散，这就是身体对持续关怀的正向反馈。

职场人的终极“享瘦”，从来不是牺牲工作效率的苦行，而是在忙碌中守护身体本能的智慧。当我们学会在报表与代码的间隙里嵌入深蹲，在邮件往来与会议间隙见缝插针拉伸，就是在向世界证明：高效工作与健康体态可以兼得，专注事业与呵护身体并不矛盾。这种“不费力的代谢激活”，本质上是对自我的深度关怀——只有代谢活跃的身体，才能承载高强度的职场挑战；只有轻盈自在的体态，才能在商务谈判与客户见面时展现自信风采。

打卡手账

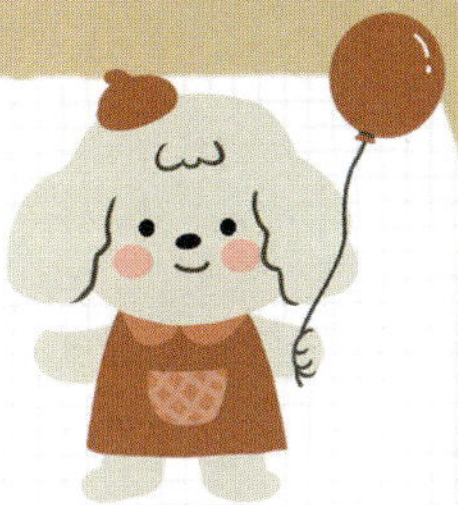

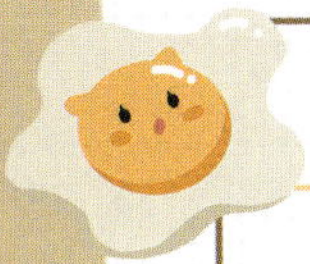

第三篇

运动篇

——动起来，燃烧你的卡路里

第十九计

睡眠修复计

——瘦不下来的根源是晚睡？

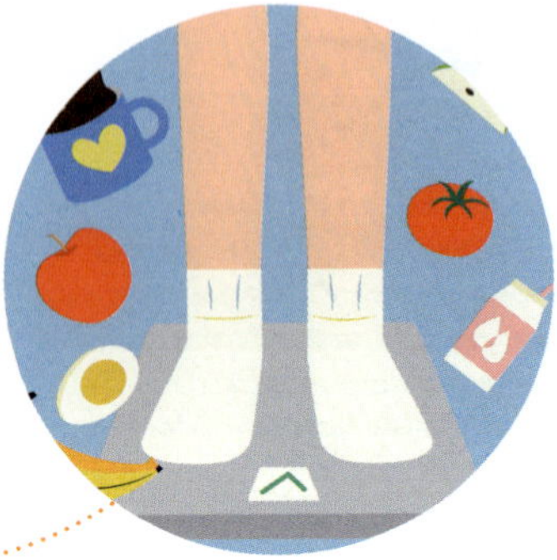

01 引子：为什么别人怎么吃都不胖？

越晚睡，越难瘦：你忽略的那根隐形绳索

你是否也有过这样的经历？

白天饮食严格控制，三餐克制有度，晚上下班后还咬牙坚持锻炼半小时。可一上秤，体重纹丝不动，甚至还悄悄上浮了几百克。你翻来覆去想找原因，却从未认真怀疑过那条常被忽视的底线——睡眠。

我们习惯把减脂归结为“吃得对、动得够”，但却忽略了另一个不动声色却无比关键的变量：你睡得够不够？睡得对不对？

现代生活节奏之快、信息密度之高，让“睡个好觉”变成一种奢侈。

许多人以为，牺牲睡眠时间换取工作进度、社交娱乐，甚至“我自己的时间”，是值得的交换。但从身体的角度看，这种“用睡眠换自由”的做法，其实是在长期透支代谢系统。

当你睡眠不足时，身体会本能地启动“防护机制”：让你更容易感到饥饿，尤其渴望高热量食物；降低基础代谢率，减少非必要的能量消耗；干扰血糖调节、抑制脂肪分解；激素水平紊乱，削弱肌肉合成能力。

这些反应的背后，不是身体懒惰，而是它在努力“维持生存”——哪怕代价是牺牲你的体重与线条。

睡不好的人，往往越减越难瘦；睡眠紊乱的人，哪怕吃得再克制，也容易陷入“体重停滞—情绪焦虑—暴食反扑”的恶性循环。

很多时候，你不是管不住嘴，也不是练得不够狠，而是根本没给身体恢复的机会。

本计将带你揭开“睡眠与代谢”之间被忽视的秘密，帮助你重新认识“睡得好”在减脂中的重要性。不讲玄学、不贩焦虑，而是用科学与行为策略，带你从“补觉”走向“修复”，为身体重启真正的燃脂引擎。

02 科学辨识：睡不好，不仅变丑变累，还会变胖

减脂失败的原因往往不止饮食与运动，睡眠失调所带来的代谢连锁反应，是许多“控制了卡路里却迟迟不见成效”的人忽略的关键变量。

睡眠是代谢系统的“后台指挥官”

睡眠并不是纯粹的休息状态，而是身体内部调节系统的重启窗口。我们在睡觉时，大脑会完成以下几项关键任务：

恢复能量平衡（肝糖原与血糖调节）。

进行激素水平重设（如瘦素、胃饥饿素、胰岛素、褪黑素等）。

激活脂肪氧化、蛋白合成等代谢通路。

清除神经系统废物（通过脑脊液循环）。

维持生理节律（通过视交叉上核的昼夜节律调控）。

而当这些功能在长期睡眠不足或节律紊乱的条件下被打断时，整个代谢系统就会从“优化运行”模式切换到“紧急应对”模式。

睡眠不足如何让你更容易“囤脂”？

睡眠的缺失会降低前文提到过的瘦素水平——这是一种向大脑传

递“我吃饱了”的信号激素；同时还会升高胃饥饿素含量——刺激你不断产生进食冲动，尤其偏好高热量食物。

一项发表于《内分泌与代谢学杂志》的研究指出：仅睡眠时间减少 2 h，就可能使瘦素水平下降 19%，胃饥饿素上升 28%，导致每日热量摄入增加 300 kcal 以上。

这就是为什么，当你熬夜时，更容易想吃甜食和重口味外卖，哪怕你白天控制得非常好。

睡眠不足会影响甲状腺激素的分泌，进而降低基础代谢率；激素水平紊乱还会削弱身体对胰岛素的敏感性，导致胰岛素抵抗加剧，脂肪更难分解。

此外，疲劳还会降低日常非运动性活动能耗，减少身体“主动燃脂”的机会。

每晚睡眠时间都缺乏的人，其静息代谢率要低于正常人群，这意味着，即便你饮食和运动计划与别人相同，也会因为“睡得差”而燃烧更少的热量。

睡眠质量，决定你掉的是“脂肪”还是“肌肉”

你已经知道了肌肉会比脂肪消耗更多能量，因此我们减脂的目标不只是“体重下降”，而是“保肌减脂”。但在睡眠严重不足的状态下，身体分解肌肉组织来获取能量的倾向会增加。睡眠不足会干扰生长激素的分泌，这一激素在深度睡眠期间分泌最旺盛，其能支持蛋白质合成修复肌肉组织并刺激脂肪分解。

芝加哥大学的一项试验显示：在热量受控的前提下，睡眠时间 5.5 小时者与 8.5 小时者相比，前者体重下降中肌肉流失比例高达 60%，脂肪下降比例显著低于后者。

换言之，睡不够，掉秤掉的是“价值最高的成分”——肌肉。

你的生物钟，决定你“什么时候燃脂”

即使你每晚都能勉强睡够 6 h，如果作息极度延迟（如凌晨两三点才入睡），也依然可能有代谢节律紊乱的风险。

人体的代谢、激素分泌、体温波动等都受控于昼夜节律（生物钟）：

褪黑素在晚上 9:00 后开始分泌，达到峰值大约在夜间 2:00，此时也是脂肪分解与修复功能最活跃的时候；如果我们在此期间仍处于没睡着的清醒状态，褪黑素的作用进程将被

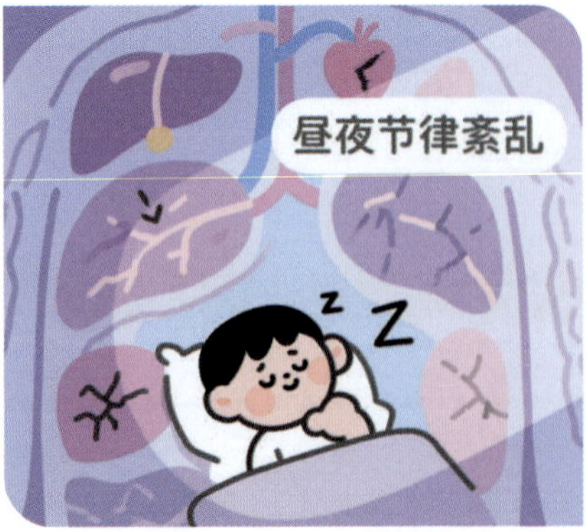

打断，从而影响脂肪氧化过程。

世界卫生组织已将“昼夜节律紊乱”列为可能致癌因素之一，其长期影响远超过普通熬夜所带来的短期困倦。而对于减脂而言，晚睡不只是延后了睡眠，而是打乱了整个身体的运行节拍。

睡眠不只是简单的休息，更是身体的代谢恢复期

你在白天努力控制饮食、完成训练计划，真正的“体质重建”却往往发生在夜晚。在高质量睡眠中，身体会：

修复锻炼后的微损伤肌纤维。

优化胰岛素敏感性。

平衡能量代谢路径。

减少炎症与水肿反应。

启动深层脂肪氧化机制。

如果你不给身体足够的时间来完成这些后台任务，那它就无法回馈你想要的线条和状态。我们通常认为减脂由两个维度构成：“吃”和“动”。

但真正长期有效、可持续的减脂系统，一定是一个稳固的三角形——吃得对 + 动得好 + 睡得够。当这个三角中的“睡眠”缺位，哪怕

饮食再精准、训练再努力，你也很容易陷入减重瓶颈、体重反弹和情绪失控的困境。真正科学的减脂，并不是压榨身体的每一分能量，而是尊重它的自然运行逻辑。而这一逻辑，从每天夜晚开始。

03 生活案例：睡不好，你的身体会反抗

案例一

小王作为一名职场白领，每天白天忙碌高效，思维活跃，但一到晚上便习惯性拖延入睡。“不玩会手机不甘心”“一刷视频就凌晨一点”成了她的常态。尽管她清楚早睡更好，但“熬夜放松”成了晚间必要的情绪出口。

为了减肥，她严格控制热量，每天中午只吃半份轻食，晚上不吃主食。然而，两个多月过去体重几乎不降，反而开始出现情绪波动、暴食、体重反弹等现象，甚至早上起床常感头重、脸肿、状态低迷。

她的问题不在饮食和运动，而在于睡眠的缺失打乱了代谢节律。长期晚睡使瘦素分泌延迟，胃饥饿素异常升高，促使她白天精力旺盛，晚上却不断寻求糖分补偿。而她节食带来的热量赤字，又进一步削弱了基础代谢。

后来她将入睡时间提前至 11:30，并在睡前 30 min 使用褪黑素友好灯光（柔黄光）+ 阅读代替刷手机。

一个月后，虽然体重没有下降太多，但面部浮肿消退、食欲变得稳定，最关键的是：她终于摆脱了“睡不够 – 情绪乱 – 越想吃”的困境，代谢状态逐步恢复。

案例二

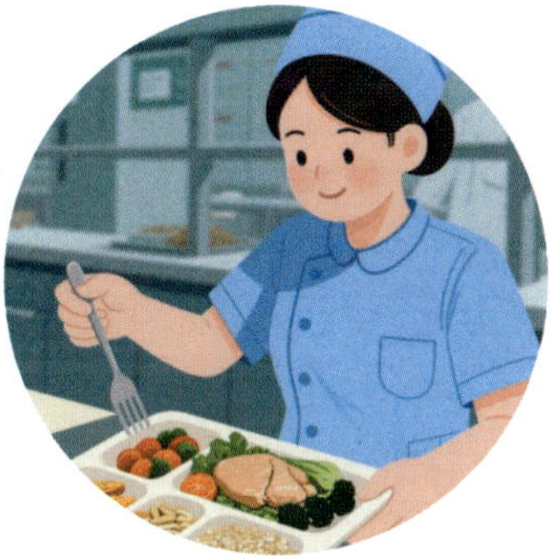

小李是一位急诊护士，身材匀称、饮食规律、运动习惯良好，却在半年内体重上升了近 4 kg，体脂率升高，腰围明显变粗。她一度怀疑是运动强度不够，甚至增加了有氧训练时间，但效果甚微。

真实的问题出在她频繁的轮班，夜班打乱了昼夜节律，尤其是连续夜班后恢复期不足：

昼夜错位使褪黑素与皮质醇节律失调，睡眠质量变差；

常态性疲劳导致日常非运动性活动能耗下降；

肠道菌群节律紊乱，出现腹胀、排便不规律等问题。

于是她尝试重新安排自己的工作，在每次夜班后固定安排 7 h 封闭式补觉（佩戴眼罩＋隔音耳塞）；工作日前后保持固定饮食时间，即使在夜班也不节食，并补充含镁元素的晚间饮品（如温牛奶＋黑芝麻）协助入睡。

经过两个月的调节，尽管体重没有明显下降，但她的围度稳定、体脂控制明显改善，精神状态和工作效率提升，最关键的是，不再反复陷入“睡不好—想吃—越努力训练—代谢越紊乱”的死循环。

04 实操指南：我们如何获得健康舒适的睡眠？

“我知道早睡有好处，可就是做不到。”

在减脂干预中，睡眠常常被摆在“优先级最低”的位置。因为它不像饮食那样有卡路里计算，也不像运动那样有出汗反馈，它看不见、摸不着，却影响着你一整天的代谢状态与行为选择。

本节将以实用为导向，帮助你通过行为调整和节律干预，真正“睡得够、睡得对”，从而提升减脂效率和代谢修复能力。

判断你的睡眠质量：别只看时长

很多人以为，只要“每天睡够 7 h”，睡眠这件事就彻底搞定了。

但真正的高质量睡眠，还要考虑以下指标（表 15）。

表 15　高质量睡眠指标及含义对照表

指标类型	理想范围	含义
入睡时长	<30 min	入睡越快，表明褪黑素分泌正常，节律未紊乱
夜间觉醒次数	≤ 1 次	觉醒次数多，意味着睡眠深度不够或激素唤醒异常
深度睡眠占比	≥ 20%（约 90 min 以上）	深睡眠期有助于脂肪分解、肌肉修复、瘦素合成
起床状态	醒后 10 min 内恢复清醒	起床头重、无力、浮肿，多为睡眠质量低

你可以使用简易睡眠评分法，每晚打分记录：入睡快（1 分）、夜醒少（1 分）、早上清醒（1 分）、无浮肿（1 分）、白天精力好（1 分），5 分满分，若连续三天 ≤ 3 分，那么你就要注意自己的睡眠问题。

你的睡眠节律“对”了吗？

除了时长，“入睡时间点”同样影响减脂。

正如前文所提到的，褪黑素在 21:00 左右开始分泌，22:30—2:00 是其分泌高峰——也是身体代谢修复和脂肪氧化的黄金窗口。如果你长期在此阶段处于清醒状态，身体的恢复机制将被严重打乱。

针对不同类型的职场人群睡眠调整策略表见表 16。

表 16　不同类型的职场人群睡眠调整策略表

睡眠类型	目标作息	调整策略
夜猫型	每晚 23:00 前入睡，6:30—7:30 起床	设立固定“关屏时间”，21:30 后远离强光刺激
白班 / 朝九晚五	睡前 2 h 不进食、关闭社交软件	用固定晚间仪式建立“入眠暗示”
夜班人群	夜班后尽量立即补觉，并保证卧室黑暗、安静	使用眼罩 + 耳塞 + 固定昼夜遮光帘

助眠行动清单：把睡眠当作“主动行为”

睡眠不是关掉灯就完成了，而是从傍晚开始就应启动的系统性过程。

1. 睡前 4 h

停止摄入咖啡因（咖啡、茶、可乐、巧克力等）；

完成运动训练，避免过晚剧烈运动。

2. 睡前 2 h

吃完晚餐，避免高盐、高脂、高糖；

开始“关屏”模式，减少蓝光暴露。

3. 睡前 1 h

进入低照度环境（柔光灯）；

可以服用热牛奶、进行热水泡脚。

切忌睡前进行过度兴奋性内容（手机刷短视频、对话过激内容），避免皮质醇短时激增。

针对不同人群的睡眠结构调节法

根据作息与工作类型，你可从表 17 中找到适合的个性化策略。

表 17　不同人群睡眠问题及优化建议表

人群类型	常见问题	优化建议
上班族晚睡者	白天忙碌，晚上沉迷“报复性刷手机”	设定“10 点关机提醒”，使用阅读 + 热饮替代娱乐；避免夜晚讨论压力话题
新生儿家庭	睡眠极碎片化	拟定“值守轮换表”，尽量保证一方连续睡眠 4 h；午间小睡抵消部分损耗
夜班轮岗人群	生物钟紊乱，白天补觉质量差	使用遮光帘 + 耳塞；轮休期间尽量回归自然节律作息，勿长期逆转日夜
晚上锻炼人群	睡前肾上腺素高，难入眠	将高强度训练调整至傍晚前；睡前训练仅限伸展 / 慢跑，控制节奏在低心率区间。

小结

睡眠是减脂计划中最具杠杆作用的变量——你无须额外投入时间与精力，却能获得更好的代谢回报。

你越早重视睡眠，身体越早回报你优美的线条与充沛的能量。从今天开始，不再把“早点睡”当成一句鸡汤，而是当作一项真正写入你的减脂计划的行动指标。

05 理念转变：良好充足的睡眠不应是奢侈品，而应是代谢的基本保障

在传统认知中，睡觉常被当作“被动地浪费时间”。尤其在职场节奏高速运转的今天，睡得少、晚睡，甚至成为某种“效率与自律”的象征。有人习惯于凌晨做方案，有人以刷剧“压过”深夜焦虑，还有人强撑到深夜，只为从生活的边角偷回一点“自由”。

但在身体的世界里，睡眠从不是拖延，而是最基础的恢复；不是懒惰，而是高效运转的前提。

科学已经告诉我们，睡眠质量决定着瘦素的水平、脂肪的分解率、肌肉的修复速度，甚至还决定着第二天你面对食物时的情绪稳定性。一个睡眠紊乱的人，哪怕训练强度再高、饮食再清淡，也可能因为代谢系统长期处于“紧急模式”而始终无法进入减脂正轨。

减脂从来不只是“热量赤字”那么简单，它是一个依赖身体整体

节律配合的综合工程。当你睡得足、睡得稳，身体才愿意在你清醒时燃烧脂肪、调整体形、平稳食欲。

从今天开始，给睡眠一席之地。像制订饮食计划和训练安排一样，为你的夜晚设立边界。不是为了迎合养生的潮流，而是因为：

你瘦得慢，不是因为吃错了，而是因为睡得不够；

你状态差，不是因为练得少，而是因为修复不足。

睡眠，不是休息时间，而是你与身体修复协议的签署时刻。

停止透支、学会预存，你将拥有一个更高效、更温和、更持久的代谢系统。你睡得好，才是真的在为身材、能量和自我投资。

打卡手账

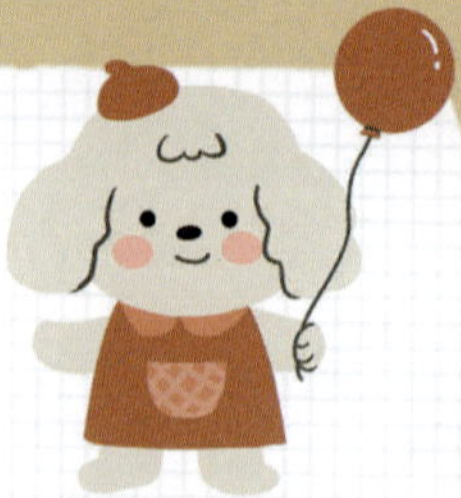

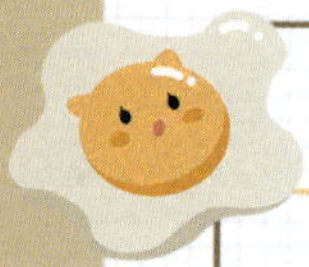

第二十计

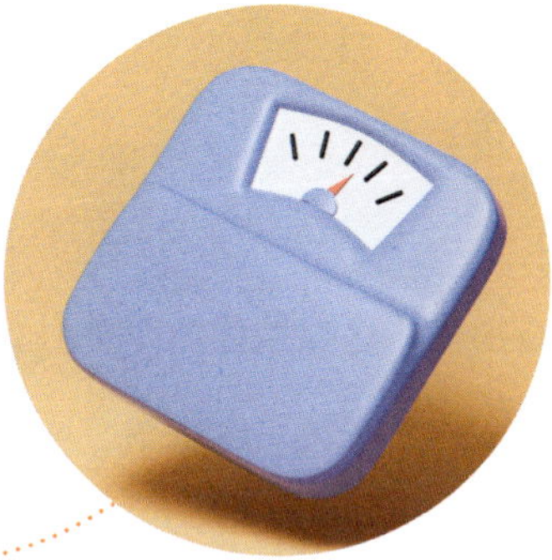

压力调节计
——越焦虑越胖?

01 引子：
你不是吃太多，而是“压”太多了

“饮食没怎么乱，运动也坚持了，为什么体重还是不降？”

你或许已经调整了饮食结构，减少了高糖高脂食物，也在坚持锻炼，甚至开始记录卡路里和步数。但体重仿佛按下了“暂停键”，腰围没有缩小，脸上仍旧浮肿，晚上时不时暴躁、易怒、胃口莫名变大。

问题，可能不在你“做得不够”，而是——你太焦虑了。

在现代职场节奏中，长期精神紧绷已成常态。会议接连不断、消息 24 h 轰炸、KPI 高压下喘不过气……即使下班了，身体也依旧“紧绷待命”：翻来覆去睡不踏实、半夜醒来脑子还在运转、清晨疲惫如常。

这些不被看见的“持续应激”，正在默默破坏你正在努力构建的健康系统。

当大脑持续感知到“威胁”时，身体会本能地分泌一种激素——皮质醇。这种被称为“压力激素”的物质在短期内能帮助你应对挑战，但如果它长期居高不下，就会引发一系列你根本没察觉到的变化：

增强食欲，尤其对高糖高脂食物的偏好。

抑制脂肪分解，尤其在腹部聚集。

降低胰岛素敏感性，增加肥胖风险。

干扰睡眠节律，进一步影响瘦素、饥饿素水平。

换句话说，你越焦虑，身体越想“储存”能量，以应对它误以为的“危险”。这正是为什么，有人看起来生活节奏紧凑、饮食也不糟糕，体重却始终在悄悄上涨——因为身体从未真正放松过。我们习惯用“意志力”“自律”去对抗肥胖，却忘了最应该先解决的，可能是“慢性压力”这颗地雷。

本计将带你跳出“情绪调节 = 情绪压抑”的旧思维，理解什么是真正的“代谢压力”机制，并提供一套可实操、可监测、可日常落地的压力调节策略体系。不是“不要焦虑”，而是学会“如何让身体不因压力而储存脂肪”。

02 科学辨识：焦虑不只是心理负担，更是代谢阻力

你以为压力只是情绪上的波动，但在身体的视角里，它是真真实实的“生理刺激”。比起偶尔一顿多吃，长期处于“紧张状态”的你，更容易在不知不觉中囤积脂肪，尤其是腹部脂肪。

这一切，都绕不开一个关键词：皮质醇。

皮质醇：原本用来“救命”的激素，却在慢性压力中“储脂”

皮质醇是人体应对压力时分泌的一种糖皮质激素，由肾上腺产生。当你处于高度紧张、焦虑、焦灼的状态时，大脑的下丘脑－垂体－肾上腺轴（HPA 轴）会启动“紧急模式”，迅速释放皮质醇，帮助你调动能量提升警觉来对抗外界的可能威胁。但如果这种状态持续存在，就会出现以下问题（表 18）。

表 18　皮质醇功能的短期作用及长期后果对照表

皮质醇功能	短期作用	长期后果
提高血糖	提供应激所需能量	增加胰岛素抵抗、诱发内脏脂肪堆积
增强食欲	补偿能量消耗	特别偏好高糖、高脂肪食物
抑制蛋白合成	节省能量	肌肉量减少、基础代谢下降
干扰激素平衡	提升警觉性	抑制褪黑素、瘦素，影响睡眠和饱腹感

一项发表于《肥胖》（*Obesity*）期刊的研究指出：皮质醇水平长期偏高者，腹部脂肪堆积风险比正常人群高出 45%，且更容易出现胰岛素抵抗与代谢综合征倾向。

应激状态下，身体进入储能优先的模式

人类的生存机制极为古老。当大脑感受到威胁时（哪怕只是加班或考试），身体会“误以为”自己正处于危险环境，于是做出以下几种本能反应：

减少能量支出：减缓非核心代谢活动，如生殖、修复等。

提升食欲，尤其偏好高热量：为了尽快“补足能量”。

优先囤积脂肪，尤其是腹部脂肪：因为那里靠近器官，便于快速动用。

这就解释了为什么我们越忙越想吃甜的；越累越不想动；在面临压力时即使做到了控制饮食和运动，体重依然不降反升。

体形焦虑会过来放大压力反应

正在减肥的人经常处于“高自我监控”状态：频繁称重、镜子观察、卡路里计算、运动计划设限——这些行为虽然在初期帮助我们建立纪律感，但一旦进入停滞期或遭遇平台期，就极易引发焦虑，反过来激活皮

质醇机制，压力源不再是“外部”，而是“自我评价”（表 19）。

表 19　减肥行为模式的短期效果及长期后果对照表

行为模式	短期效果	长期后果
严格自律、每日称重	建立习惯	自我价值依附体重波动，形成体形压力
控制饮食 + 高强度训练	快速减重	精神疲劳 + 激素紊乱，反复暴食
情绪压抑 + 打鸡血式鼓励	激励短期行动	焦虑堆积，心理 - 代谢双重崩溃

一项心理内分泌研究指出：每天称重两次以上的女性，其焦虑评分显著高于每周称重一次者，并表现出更高的皮质醇水平。

小结

减脂不应该是“不断压榨意志力”的过程，而应是一个“与身体协作”的调节过程。

长期压力下的人以为自己在减脂，其实是在慢性自我应激。就像一部高频运转但缺乏冷却系统的发动机，外表看似还在前进，实际上早已高温警报。

当你开始关注自己的皮质醇状态、饮食节律、应激反应，而不是只盯着热量与秤上的数字，你才真正踏入了代谢健康的可持续轨道。

管理压力，不是放弃努力，而是精准减脂的开始。

03 生活案例：睡不好，你的身体会反抗

案例一

一位从事品牌运营的女性，34 岁，身高为 162 cm，体重为 54 kg，自述“控制力很强”。每天使用 App 记录饮食，严格卡热量，三餐清淡、运动频繁，每日 1 h 有氧，保持多年习惯。但近段时间，她体重不降反升，特别是腹部和腰围增长明显，且伴随睡眠质量变差、周期紊乱、易怒等问题。她加大了运动强度，将有氧拉长至 90 min，同时早餐减少主食，尝试多种“低卡食谱”，效果仍不理想，情绪逐渐焦虑。

在一次体检中，她被检测出空腹血糖偏高、皮质醇全天处于高位、胰岛素敏感性下降。这提示她已处于“慢性压力应激”状态，激素水平紊乱影响了基础代谢和脂肪调节能力。

在医生的专业建议下，她进行了干预性调整：

称重频率从每日降为每周一次；停止使用记录 App 两周，转为靠直觉控制饮食。

继续保持训练频率，但改为 3 次力量 +2 次伸展放松并取消每日过长时间的有氧；同时注重睡眠质量，睡前 1 h 不再进行容易引起兴奋的活动。

四周后，她的体重仅微降 0.5 kg，但情绪变得平稳，睡眠效率提升。更重要的是，她开始意识到长期过度的“控制”会持续制造焦虑信号，而身体的“储脂”只是其自我保护机制。

案例二

一位销售管理者，38 岁，身高 175 cm，体重 80 kg。他并不暴饮暴食，但近两年体形明显走样，尤其是腹部脂肪堆积明显，自觉“压力太大没时间锻炼”，经常早饭匆忙、中餐应酬、晚饭之后立即继续工作。

即使偶尔跑步或饮食节制，也发现体重波动大、情绪不稳定。经检测他的代谢评估显示：皮质醇偏高、早晚波动不明显、维生素 D 和镁缺乏，是典型的“压力型代谢低效”。

他开始从调整生活节奏入手：

晚饭后设立“工作截止时间”+10 min 散步仪式。

每周至少 2 次不带手机的户外活动。

睡前使用褪黑素类饮食结构（蛋 + 燕麦 + 低脂奶）辅助褪黑素合成。

配合智能手表监测记录睡眠与心率变化指标。

两个月后，他的睡眠评分明显上升，白天注意力集中度与情绪稳定性都得到改善。

他说：“我以前以为压力只能靠‘扛’，现在才明白，管理压力本身，就是我身体瘦下来的突破口。”

现代人面对的压力，未必是突如其来的“惊涛骇浪”，而是日复一日的高度警觉和持续紧绷。

当我们始终处于“随时响应”的状态，身体也不得不进入“节能、储脂、自保”的应激循环。

真正的代谢转折点，不一定是某一顿吃得更少，练得更狠，而是你终于愿意放自己一马——从高压模式中抽身，让身体有机会恢复它本来的节奏。

04 现实指南：不是不允许你焦虑，而是教你“怎么缓冲压力”

压力是减脂中的隐性杀手。但它无法彻底避免，只能通过科学策略加以管理。以下是我们基于“身体激素节律 + 行为干预模型”整理的四大策略模块，帮助你逐步构建出属于自己的“抗压减脂体系”。

第一步：自我检测——你真的“在压”吗？

在开始调节前，你需要先判断：你的压力是否已经干扰到了代谢与生活节律？

简易压力识别表（7 项）：若你在过去两周内频繁出现≥ 3 项，就要警惕自己是否进入了“高压代谢警戒状态”（表 20）。

表 20 高压代谢警戒状态简易识别表

表现	是否频繁出现?
醒来后仍然疲惫，白天嗜睡	是 / 否
腰腹部脂肪难减、体重停滞	是 / 否
情绪易怒、焦虑、不耐烦	是 / 否
晚间入睡困难，睡眠浅	是 / 否
非常想吃甜食、油炸或零食	是 / 否
白天注意力难集中	是 / 否
明明运动和饮食都做了，身体状态仍差	是 / 否

将此表制成自我周评估清单，每周一次对照打分，帮助追踪自己的压力变化趋势。

第二步：节律修复——重新设定皮质醇的日节奏

皮质醇在白天应适度偏高，晚上逐步下降。但在高压状态下，很多人白天精神恍惚、晚上思绪活跃，皮质醇节律颠倒，导致脂肪分解效率下降。职场人群节律修复行动及目的见表 21。

表 21　职场人群节律修复行动及目的

时间	具体行动	目的
7:00—9:00	起床后立即见阳光 10 min（户外或窗边）	启动褪黑素分解、提升晨间皮质醇波峰
9:00—12:00	重要任务优先安排此时	利用神经兴奋窗口完成高效工作，减少加班
12:30—13:30	午休 20 min，不超过 30 min	避免下午皮质醇反弹，减少疲劳饮食
17:00—19:00	尽量安排运动，避免太晚	提高血清素水平，调节夜间神经放松
20:30 起	关闭强光，进入低照明状态	配合褪黑素分泌，准备入睡

第三步：用身体信号反制压力

你的身体在告诉你“我在焦虑”。你也可以通过身体去“告诉大脑”：现在很安全，不必进入储能模式。这里推荐两类身体调节法：

①呼吸干预法——降低交感神经兴奋

4-7-8 呼吸法：吸气 4 s→屏气 7 s→呼气 8 s，每轮 4 次。

腹式呼吸练习：每分钟呼吸 6～8 次，促进副交感神经活跃。

适合在午间短暂休息、晚上临睡前或焦虑来临时进行，每天 2～3 次。

②身体介入法——激活“非应激通道”

低强度耐力训练：通过快步走或缓慢骑行来提升 HRV（心率变异性），稳定情绪中枢。

伸展放松训练：进行瑜伽或普拉提改善肌肉紧张和压力型呼吸。

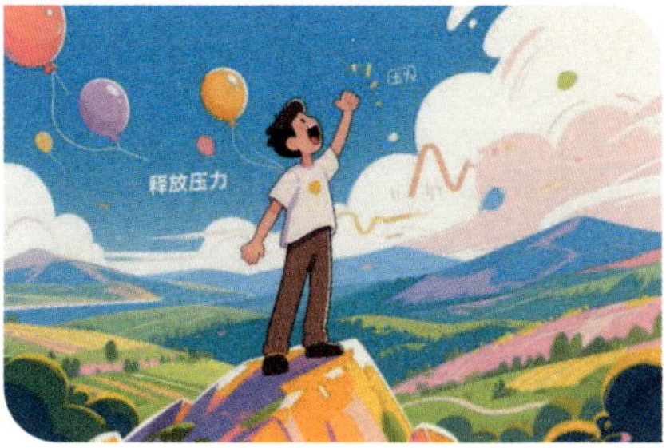

低强度爬山运动：拥抱大自然，呼吸清新空气，释放压力。

第四步：营养调节——吃对抗压食物，缓解“甜食陷阱”

在之前的第二篇你一定学会了如何正确饮食，而以下则是专门针对焦虑时期的推荐，让你在不吃高糖高油饮食的同时也能降低压力（表 22）。

表 22　焦虑时期抗压食物推荐及作用表

类型	推荐食物	原因
补镁食物	黑巧克力、燕麦、南瓜子	镁可协助神经放松，调节皮质醇反应
稳血糖食物	全谷物、红薯、豆类	稳定胰岛素，减少低血糖引发焦虑
促血清素合成	鸡肉、鱼、香蕉、酸奶	色氨酸 + 维 B 族支持情绪平稳
抗炎脂肪	三文鱼、亚麻籽油	降低慢性炎症引发的代谢压力反应

第五步：行为调整——重构你的“减脂节奏感”

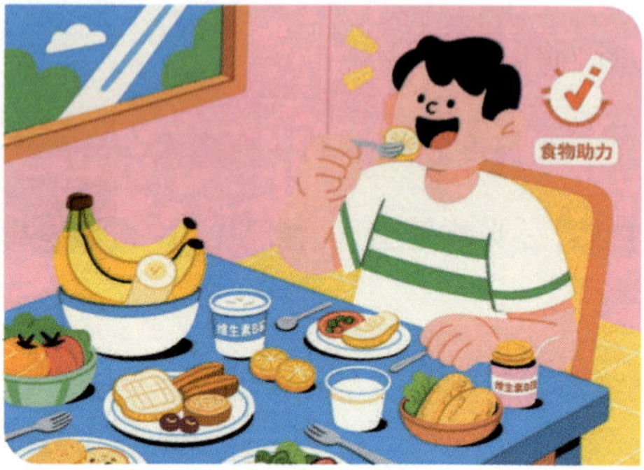

有些压力不是外界带来的，而是你对自己的过度要求。

每周的“无秤日”，通过至少一到两天不称体重降低减脂过程中持续的压力；“不控制饮食日”允许自己吃一顿欺骗餐，这些行为看似与“减脂”无关，但正是它们构成了减脂持续性的保障机制。

减脂并不是一场孤独的意志战，而是与身体节律、情绪模式、神经反应的全面协作。管理压力，不意味着你要变成“佛系”，而是让身体在“安全感”中重新开启燃脂程序。

从调整一天的节奏开始，从一口温水、一段呼吸训练、一顿晚餐的结构开始。你不必一下子解决所有焦虑，但你可以一步步减轻它对身体的负担。

当你开始主动管理压力，身体就不再“困在危险状态里”，它会还你代谢力、睡眠力和持续瘦下去的能量。

05 理念转变：不是你做得不够，而是你一直太“紧”了

在很多人眼中，减脂 = 控制热量 + 坚持运动 + 强大意志力。我们被鼓励“再自律一点”“再坚持一下”，把每一次饮食的松动、训练的中断，都看作失败的开始。于是我们加码计划、压榨时间、克制情绪，希望用更多努力换来更快成果。

但你有没有想过：如果你一直在做对的事，却一直得不到对的结果，问题也许不是你不够努力，而是你的身体一直处在“高压防御模式”。

你越是紧绷控制，它越是误以为你正在面对危险，于是启动保护机制，让你变得更容易囤脂、更难入眠、更难感受到饱。

在“吃、动、睡”之外，请为自己的减脂计划增加一项新指标：压不压、紧不紧、累不累、撑不撑。当你开始理解这些身体反馈，并愿意用节律、饮食、呼吸、空间感去温和应对时，你就已经踏上了真正长期有效的“慢燃之路”。

减脂不是极限挑战，而是节奏艺术。学会与身体协作，才是现代健康管理的真正起点。

打卡手账

第二十一计

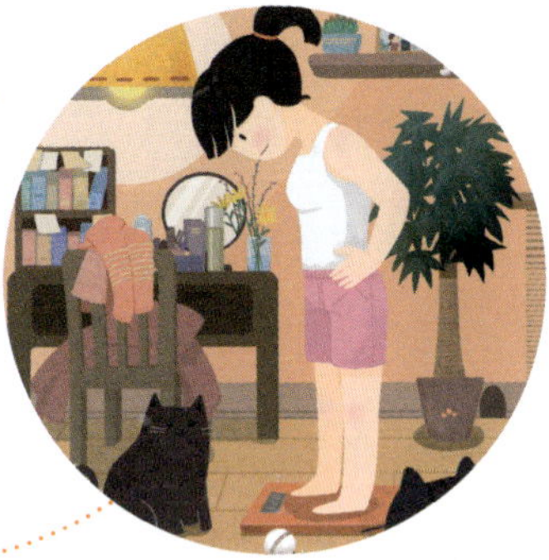

月经周期计
——女性专属的减脂黄金周

01 引子：女性的“隐藏变量”，你注意到了吗？

你是否也有这样的经历——坚持锻炼三周，吃得干净、练得勤快，却在月末突然体重上升、情绪烦躁、胃口大开，甚至锻炼时的状态也变得迟钝沉重？更让人沮丧的是，这种状态每隔一段时间就准时来“报到”，像是永远打不破的瓶颈。

许多女性在减脂过程中，常常遭遇“莫名其妙”的反弹期：体重不降反升、运动效率下降、食欲突然失控、水肿明显、腰围变粗……却从未意识到，这些变化并不是你的减脂策略出错，而是身体在进行一场“例行波动”。

这正是女性独有的生理节律在发挥作用——月经周期，以及它背后的激素调节系统。

人体不是机器，女性身体更不是线性运作的卡路里公式。激素影响的不只是月经本身，它还会深刻地影响基础代谢率、食欲调节、运动表现、情绪稳定性，乃至你对自我控制力的评价。

许多女性会因为一次“黄体期的体重回弹”而放弃正在进行的饮食计划，也有人会误以为“月经来时不能运动”，从而错失适合身体恢复与脂肪氧化的黄金窗口。

事实上，只要你了解并尊重自己的身体节奏，就能找到一种顺其自然的方式：在最适合的阶段进攻，在最疲惫的阶段修复，不仅避免崩溃与反弹，还能有效提升整体减脂效率。

本计将带你从“被周期影响”，到“利用周期规划”，不盲目自律，更不盲目避让，而是利用好这一特殊时期，做个懂节奏的减脂女性。

02 科学辨识：月经周期对减脂的生理影响

与男性相比，女性在减脂过程中所面临的最大“变数”，就是月经周期。表面上看，这是一种每月一次的生理现象，实质上，它是由体内激素水平的周期性波动所驱动的一套复杂节律系统，几乎影响着女性身体的所有代谢机制。

了解这些波动，并非为了强调“女性减脂更难”，而是旨在精准地找到“何时进攻，何时防守”的策略，从而让每一份付出都能事半功倍。

月经周期的四个阶段：不仅是生理变化，更是代谢信号

从医学角度而言，标准的月经周期大致可划分为四个阶段：

（1）月经期（第 1 ～ 5 天）。

（2）卵泡期（第 6 ～ 13 天）。

（3）排卵期（第 14 天前后）。

（4）黄体期（第 15 ～ 28 天）。

在这四个阶段中，激素水平（主要为雌激素和孕激素）的起伏直接影响着基础代谢率、运动表现与耐力、食欲控制与饥饿感、脂肪利用效率、情绪波动与自我感知。

不同阶段下的代谢趋势与减脂机会（表23）

表23　女性月经周期各阶段代谢与减脂策略表

周期阶段	激素水平	代谢状态	饥饿感	情绪	推荐策略
月经期（第1～5天）	雌激素和孕激素双低	代谢缓慢，易疲劳	偏高	易疲倦	低强度运动、补铁、注意保暖，饮食清淡
卵泡期（第6～13天）	雌激素逐渐上升	代谢率开始回升，精力提升	稳定	情绪平稳、自信	增加力量训练，提高蛋白质摄入量，卡路里控制可适当加强
排卵期（第14天前后）	雌激素高峰，孕激素初现	代谢率高，运动状态佳	下降	精神集中	安排挑战性训练，适度加餐，可防反弹
黄体期（第15～28天）	孕激素上升，雌激素回落	体温升高，易水肿，代谢虽高，但食欲强	增强	情绪波动大，易焦虑	控制糖分、增加镁摄入量、放慢节奏，调整计划预期

月经期主要波动的激素如何影响减脂关键变量？

雌激素：减脂中的助推器

适量的雌激素能提高胰岛素敏感性，促进脂肪氧化，还能增强运动表现。但当其水平过高或急剧波动时，容易造成情绪起伏、睡眠干扰等问题。

卵泡期和排卵期：雌激素高，运动状态佳。

月经期和黄体期：雌激素低，注意恢复和节律。

孕激素：减脂中的“双刃剑”

孕激素上升通常出现在排卵后黄体期，它有助于维持妊娠准备，但也可能导致水钠潴留（水肿、体重暂时上升）；情绪波动（易怒、易饿）；胰岛素敏感性下降，血糖波动加剧。

这解释了为何许多女性在黄体期体重“突然上升”，但这并不代表减脂失败，而是一种激素驱动的短期水分波动。

月经周期差异决定策略：不是“不能减”，而是“如何减”

女性基础代谢率也会随月经周期发生微妙变化。

卵泡期至排卵期：代谢率提升，能量消耗增加。

黄体期中后段：基础代谢水平依然较高，但此时饥饿感会明显增强，容易出现热量摄入超标的情况。

月经期前后：代谢减缓，身体进入“恢复 + 节能”模式。

因此，在充分了解月经周期不同阶段的代谢特征后，我们就能做出相应的应对策略。

月经期：关注恢复、补铁、防水肿，运动强度宜调低。

卵泡期＋排卵期：“燃脂高光期”，可推进训练计划与饮食控制。

黄体期：“反弹高危期”，需调整计划预期，适度放宽目标，保持节律即可。

女性的身体节律并非限制，而是一套更精细的“节拍系统”。当你理解每个阶段身体在发生什么，就能用更聪明的方式安排训练、饮食与节奏。

顺势而为，比盲目坚持更值得信任；学会“借力打力”，才能更轻松地在减脂路上越走越远。

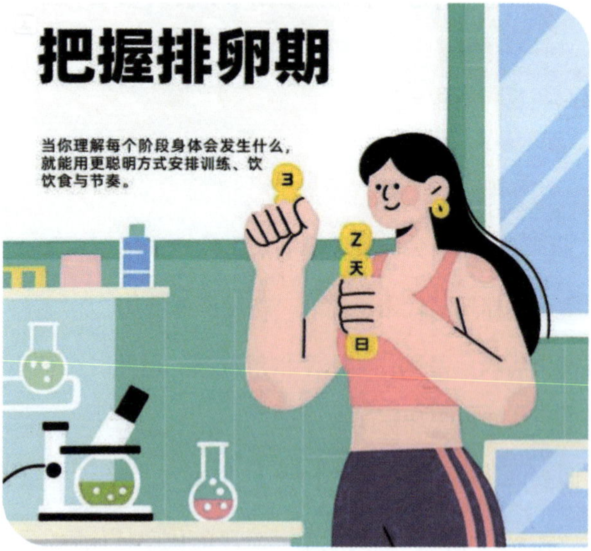

03 生活案例：学会顺应特殊日，才不会被它影响

案例一

小周是一名办公室白领，三十岁出头，身高为 165 cm，体重为 59 kg，自称“自律型减脂者”。每天记录卡路里摄入，严格控制碳水化合物，运动安排稳定。她一度成功减重 5 kg，但最近却进入平台期，体重不降反升，情绪波动加剧，尤其在每个月月末体重异常浮动。

她为此感到沮丧，误以为是自己有所松懈，于是在体重上升的那几天，额外增加了 30 min 有氧运动，晚餐只吃水煮菜。然而，状态不但没有好转，还伴随睡眠变浅、皮肤冒痘、月经周期提前的问题。

在了解过相应知识后，她进行了记录周期与饮食运动的联动追踪，发现每次“体重异常”的节点，几乎都落在黄体期后段至月经期初期。她原本认为是“计划执行失误”，实则是孕激素变化引起的水钠潴留与情绪牵动，造成短期体重波动与疲劳感增强。

她随后进行以下调整：

黄体期不再强求卡路里赤字，允许少量高纤维碳水化合物作为稳定情绪的补充；减少高强度运动频率，安排 1 ～ 2 次低强度耐力训练。

月经期以恢复训练和轻食为主，不再盲目压低体重。

两个周期过后，她的体重虽稳定在 58.5 kg，但腰围减小了 2 cm，精神状态也明显好转，更重要的是，她不再因一周内的体重波动，就否定自己一个月来的努力。

案例二

小高是一位拥有两个孩子的母亲，工作与家庭压力都较大，她曾在减脂期间因为“月经期运动停摆”而焦虑，认为这段时间无法推进计划便是失败。“一休息就感觉前功尽弃”，于是她常常在月经期前后安排高强度运动，希望“弥补损失”。

但结果却是痛经加重、运动效率下降、情绪易怒，最终导致连续两个周期中断训练计划，体重反弹 1.5 kg。

在调整观念后，她重新构建了自己的“周期运动表”：

月经期（第 1 ～ 5 天）：完全不安排训练，仅做简单拉伸与散步；卵泡期（第 6 ～ 13 天）：进行 2 次力量训练 +1 次 HIIT；排卵期（第 14 天前后）：加入挑战型项目如弹力训练；黄体期（第 15 ～ 28 天）：安排低强度瑜伽、步行等放松型运动。

配合周期结构饮食后，她发现即使在月经期“休息”，也不会影响整体趋势，反而恢复更快，训练完成度提升，每月的身体反馈变得更加稳定，体重也逐步下降并维持在理想范围。

小结

许多女性在减脂过程中遇到的障碍，并非源于饮食或训练安排的不当，而是在于不理解自身的身体节律，也不接受周期本身存在的波动。

当你学会理解身体状态的起伏，并据此优化自己的计划，你会发现：月经周期不是阻碍，而是女性专属的“节奏工具”。不是放弃减脂，而是精准调整。越早认识这一概念，就能越快走出“反复失败”的怪圈。

04 现实指南：不是绕开周期，而是借力周期

许多女性或将月经视为不能碰的“红线期”，或无视其固有节奏而过度消耗意志力，久而久之陷入“坚持—崩溃—自责”的循环。事实上，周期并不是限制你变瘦的障碍，而是可以利用的节奏参考。

下面，我们将为你拆解一套真正可执行的“周期减脂操作法”：从识别身体节律，到调整饮食结构、训练强度，再到情绪平衡和作息管理，帮助你构建一个真正科学、贴合体感的女性专属减脂模式。

月经周期识别：你在哪个阶段？

策略调整的第一步，是识别你当前的月经周期阶段。许多人手机上都有记录自己特殊日子的软件，不过这一特殊时期的规律不是一成不变的，接下来的方法教你通过简单的体感和日期进行判断：

如果你刚结束月经，精力渐好，情绪稳定，很可能处于卵泡期。

如果你感到兴奋、自信、食欲减少，身体轻盈，可能正处于排卵期。

如果你开始感觉肿胀、易怒、胃口变大、运动状态下降，那是黄体期的信号；而在月经期，多数人感到疲倦、注意力不集中，运动表现自然减弱。

饮食建议：月经周期四个阶段的营养策略

不同阶段下，女性的代谢需求、饥饿感和营养吸收能力都不同。若一成不变地吃同样的东西，很可能错过了周期性代谢窗口。因此，我们不应简单照搬前文所述的减脂餐安排，而应在不同周期选用不同特殊食谱。

月经期：身体“清扫”和恢复的阶段，此时不建议强卡路里限制。应适当摄入富含铁、叶酸和维生素 B 群的食物，如红肉、菠菜、鸡蛋，帮助补血与恢复能量，同时减少高盐、高糖食品以减轻水肿。

卵泡期：女性最适合“精准推进计划”的阶段。此时代谢逐渐提升，情绪稳定，是强化饮食控制、增强力量训练的黄金窗口。适当提高蛋白质（如鸡胸肉、豆腐、鱼类）摄入比例，搭配低GI碳水化合物，有利于肌肉合成和体脂控制。

排卵期：精力最为充沛，运动耐力、恢复速度、专注力都达到巅峰。如果此时安排一次强度较大的训练计划或饮食管控计划，身体配合度很高。此时不必压得太紧，可以适当增加复合碳水化合物（如糙米、红薯）的摄入，提升表现力。

黄体期：最容易“崩”的阶段。由于孕激素上升，食欲增强、情绪不稳定、容易水肿，建议此阶段饮食以稳血糖、防暴食为核心。可适当多摄入富含镁和色氨酸的食物，如香蕉、南瓜子、深色蔬菜等，这类食物有助于安抚神经系统，缓解对甜食的冲动。控制总热量的同时可加入适当“心理补偿”机制，如低糖黑巧、小份燕麦饼干等。

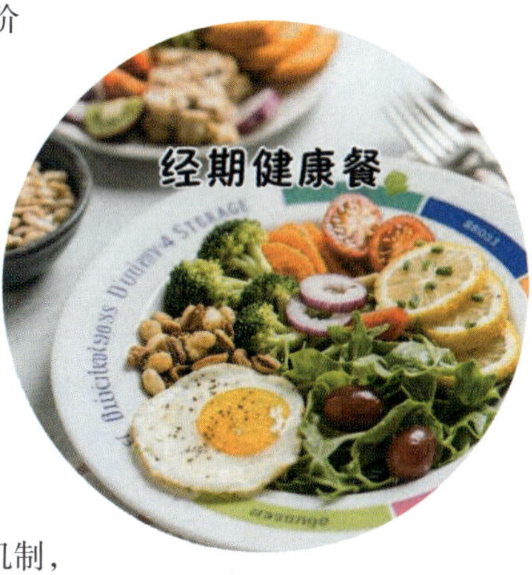

运动调整：节奏决定强度，效率高于强压

周期不影响你运动的权利，但会影响你的运动表现与恢复能力。因此运动策略也应配合激素起伏而非逆流而上（表 24）。

表 24　女性月经周期各阶段运动建议表

周期阶段	推荐运动类型	强度建议	目标
月经期	散步、瑜伽、轻微拉伸	低	舒缓、通络、避免强刺激
卵泡期	力量训练、低中强度有氧运动	中	肌肉维持、代谢激活
排卵期	HIIT、弹跳训练、快跑	中高	强化肌力、提升爆发力
黄体期	普拉提、低冲击训练、步行	低中	稳定节律、减少皮质醇

稳住情绪波动：用生活细节干预“易怒、易饿、易崩溃”

前文我们已经反复学习过情绪与压力的重要性，而在黄体期后段，一些女性会经历显著的经前期综合征（premenstrual syndrome, PMS）症状：情绪易激动、睡眠不安、焦虑敏感，同时食欲也大幅上升。这些变化不仅源于心理，还与激素水平变化密切相关。这时我们需要做的是按照前文的食谱调节饮食结构与运动习惯来渡过这一情绪不稳定的特殊时期。

真正有效的减脂计划并非刻板的日程表，而是具有弹性、富有节

奏的个性化方案。女性身体的节律波动并非阻碍前行的障碍，反而堪称最值得信赖的“节拍器”。

当你从“抗拒”周期到“理解”周期，再到“配合”周期，减脂才不再是违背身体的战斗，而是与身体共舞的旅程。

听懂身体的节奏，你就能掌握瘦下来的主动权。

05 理念转变：周期不是短板，而是属于女性的精准节奏

周期的存在不是限制，而是精细化管理的契机。

不是你减不下来，而是你没有用对策略。

不是你意志力不够，而是你的节奏安排和身体错位了。

我们需要做的，不是压制波动，而是识别节奏、理解波动的来源，并用更灵活的方法将其纳入计划之中。你不需要每一天都“完美”，你需要的是，在不同的日子里采取适合那天的节奏。

当你愿意以“周期为工具”而不是以“周期为负担”来看待身体变化，你会发现女性的身体有自己的运行逻辑，减脂这件事，不该脱离它的节奏独立存在。

真正可持续的健康与轻盈，来源于你对身体节奏的掌握与尊重。

就像身体反馈计（第六计）提到的：不是强行改变身体，而是学会与它合作。

打卡手账

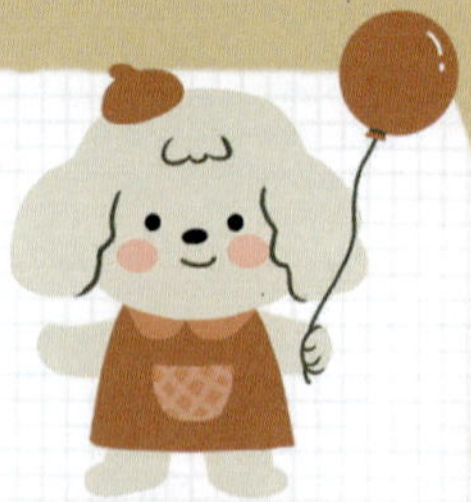

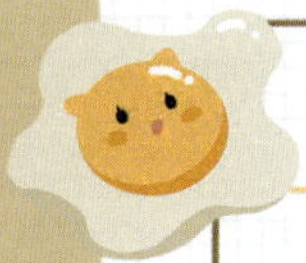

第二十二计

轻盈通道计

——打造不堵塞的身体“清运系统”

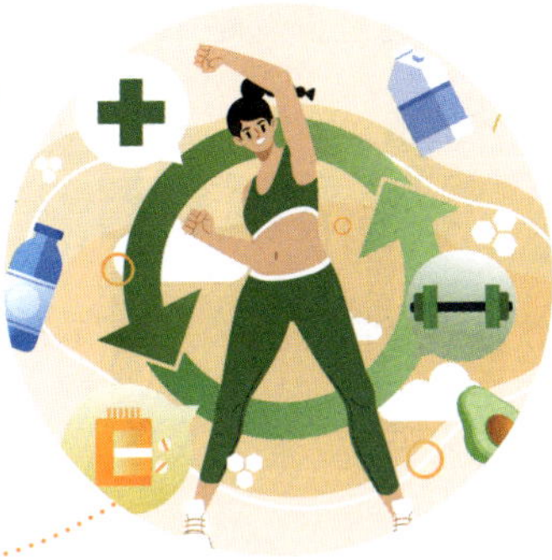

01 引子：你不是“变胖了”，只是身体的通道慢慢堵了

你有没有这样一种状态：明明吃得不多，体重却一点点增加；明明运动量足够，身体却始终浮肿、沉重、倦怠。更让人沮丧的是，这种“肉眼不可见的负担感”不仅影响体形，还影响心情——皮肤暗沉、口气变重、便秘频繁、容易疲劳，仿佛整个人都“卡住了”。

很多人的第一反应是“代谢变慢了”，于是加大运动量，减少饮食，使用代谢补剂，试图重新“燃起来”。但结果往往不尽如人意：体重浮动依旧，精神状态未改善，甚至还因此陷入了长期便秘、食欲紊乱或疲劳过度状态。

问题真的只是出在“代谢”上吗？

我们是否忽略了一个更基础、更容易被日常习惯影响的系统——身体的清运系统？

你的身体每天都在制造“垃圾”：旧细胞、氧化产物、代谢残留、饮食多余物。这些“垃圾”都需要通过肝脏、淋巴、肠道系统等及时清理、排出。如果“清运系统”出了问题，身体内部的“管道”出现淤堵，无论你饮食多么洁净，锻炼多么勤奋，如果“通道不畅”，整体的运转仍会失速。

想象一下，如果厨房下水道堵了，无论你再怎么换菜谱、减少油盐，也难掩整个厨房的异味与混乱。同样地，当你体内的肝脏、肠道、淋巴系统失去了原有的“清运节奏”，就会出现浮肿、便秘、食欲紊乱、情绪困倦等一连串看似“无关”的减脂瓶颈。

这时，你需要的不是推翻原有的“燃脂计划”，而是一次“身体管道的大扫除”。

这不是伪科学式的“排毒神话”，也不是追求“清空身体”的极端节食法，而是以科学为基础，恢复和维持身体三大净化系统的通畅性，让身体“轻盈”的能力重新启动。

从今天开始，把关注重点从“吃多少、动多少”转移一部分到“清得好不好”上，你会发现，除了体重数字，还有一个被你忽视的健康维度正在悄然影响着你整个人的轻盈感。

02 科学辨识：身体的“清运工”，才是你真正的减脂助攻团队

当我们谈论“身体变轻盈”时常常想到的是减少脂肪、加快代谢，却忽视了：如果体内的代谢废物无法顺利排出，清理机制运转不畅，那些“多余的重量”不一定是脂肪，也可能是代谢残留、体液潴留、消化阻滞及炎症相关产物的累积。

这些看不见的“堵塞”，就像身体内部的“交通拥堵”，拖慢了原本高效的系统运转。清理它们的关键，不是“排毒水”或“清肠茶”，而是我们体内真正的三大清运系统：肝脏、肠道、淋巴系统。

肝脏：身体的“解毒厂”与代谢总控中心

肝脏是全身代谢的枢纽，也是重要的“清洁中枢”。它不仅分解脂肪、储存能量，还承担着一项重要职责：将体内的代谢废物和有害物质转化为可排出物质，并通过胆汁排入肠道或通过血液输送至肾脏排出。

肝脏清理机制的两个主要阶段：

第一阶段（代谢转换）：肝细胞将脂溶性的“潜在有害物”转化

为可水溶的中间产物。

第二阶段（结合排出）：将这些中间产物与谷胱甘肽、硫酸盐等结合，转化为更易排出的形式，再经胆汁或尿液排出。

调节的重点不是“清肝”，而是“别超载”。脂肪肝、熬夜、高糖饮食、药物代谢压力等都会让肝脏工作负荷过重。它一旦“堵塞”，不仅影响脂肪代谢，还会让其他清运系统“被迫减速”。

肠道：身体的“运输管道”与免疫前哨

肠道不仅每天处理食物消化问题，更是清运代谢废物的主通道。它通过粪便将未吸收的食物残渣、胆汁中的代谢物及死亡的细胞等一并排出体外。

肠道清运不畅的表现包括：排便不规律，便秘或排便不彻底；饮食正常但常有腹胀感；口气重，肤色暗沉，容易疲惫；食欲波动大，时饿时胀。

这些现象看似琐碎，却正是肠道“堵塞”的信号。长期便秘或肠道菌群失衡不仅影响消化吸收，还会造成“肠漏”风险，即毒素和细菌内毒素从肠道壁渗入血液，引发慢性炎症反应，进一步阻碍减脂和代谢稳定。

淋巴系统：沉默的“液体回收网络”

相比肝脏和肠道，淋巴系统更容易被忽视。淋巴系统贯穿全身，由淋巴结、淋巴管、脾脏、胸导管等组成，是负责回收组织间液、清除代谢废物、输送免疫细胞的重要系统。

当淋巴系统运行良好时，体液循环顺畅，水分代谢稳定。然而，一旦淋巴系统运行缓慢，就容易出现：四肢水肿、眼睑浮肿、面部臃肿、久坐后小腿粗胀；局部代谢不畅，皮肤“黏腻”感增强；容易感染，炎症反复，抵抗力下降。

与血液不同，淋巴没有心脏的直接推动，其流动主要依靠肌肉运动和深层呼吸来带动，因此久坐和缺乏活动是导致“液体淤堵”的主要因素。

管道不通，清理系统全面减速

想象一下，肝脏是工厂，肠道是运输车队，淋巴系统是回收站。大部分职场人的生活节奏，恰恰干扰了这三套系统的运转：

熬夜降低肝脏解毒酶活性。

长期外食、精细饮食导致肠道纤维摄入不足。

久坐和缺乏运动使淋巴系统近乎停滞。

情绪压力诱发肠道应激反应，扰乱菌群生态。

饮水不足、口味偏重、作息紊乱，都会造成“多通道性堵塞”。

如果任一环节出现“堵车”，系统的清运效率就会下降，久而久之，身体不仅“沉”，也容易出问题：

肝脏堵→脂肪难分解→内脏脂肪堆积。

肠道堵→毒素重吸收→慢性疲劳与炎症。

淋巴堵→水分潴留→体形臃肿、易疲惫。

多系统协同失效→代谢速率下降，体重管理困难。

身体的“垃圾”其实每天都在产生，不需要惊慌，也不必“排空”，只需要三套清理系统保持通畅。好消息是这三套系统都可以通过简单的生活习惯修复，无须极端断食或使用特殊的手段，只需从吃、喝、动、睡等小习惯入手，身体自然会恢复本来的清运能力。

03 生活案例：畅通身体清运系统而非单纯减脂

案例一

小刘是一名行政文员，三十岁出头，一直自认为“吃得清淡、生活简单”。日常三餐偏素，晚餐常常以蔬菜为主，米饭不敢吃太多，担心体重上升。午餐常点外卖，偶尔喝一杯奶茶“补充能量”。

她曾通过短期节食在一个月内成功减掉 3 kg，却在接下来的两个月里陷入持续性的疲倦、便秘和“面部浮肿”状态。虽然体重没有明显反弹，但她的精神状态、肤色与肠胃状况却一路下滑。

最初小刘以为代谢变慢了，尝试加大运动量，甚至开始喝“排毒代谢茶”。但结果并不理想，便秘反而更严重，整个人精神恍惚。

直到参加了一次体检，小刘才意识到：虽然体重未超标，但她出现了轻度脂肪肝、胆汁分泌指数异常、肠道菌群紊乱的情况。医生提醒她：“你不是吃得不够，而是‘清运系统’堵了。”

医生建议：

停止盲目节食，增加膳食纤维与优质蛋白质的摄入量。

早餐固定添加粗粮（如燕麦、小米粥），午餐摄入至少一拳头主食。

每天至少饮水 1 800 mL，采用分时段小口饮水方式。

饭后散步 15 min，恢复肠道蠕动节奏。

早睡并在睡前 1 h 放松自身，帮助肝脏恢复夜间解毒节律。

调整两个周期后，她的便秘问题大幅改善，晨起面部不再浮肿，皮肤恢复通透感，精神状态也明显好转。

案例二

小张是一名互联网从业者，平时加班频繁，每天在工位上坐 8 ～ 10 h 不动，饮食无规律，经常通过点外卖解决一日三餐。虽然小张并不属于肥胖人群，但近一年常常感觉腿脚发沉、眼皮浮肿、脑袋昏沉，明明体重没变，裤子却越穿越紧。

他曾尝试“轻断食”和“生酮饮食”，短期内体重下降，但问题并没有改善，甚至还出现了食欲紊乱、排便不规律的问题。

一次深夜他加班后突发头晕，到医院检查，并没有器质性疾病，医生却问了一个简单的问题：“你最近多久没有大量流汗了？最近有没有起夜减少、水肿加重？”

医生建议他记录每日饮水量与排尿次数、排便情况、浮肿部位。两周下来，他才意识到：自己的身体其实早已处于“清运滞后”的状态——少动、久坐、饮水不足、作息紊乱，使得淋巴回流效率低下、肝脏代谢酶活性降低，而肠道也因为缺乏运动刺激而逐渐“停摆”。

小张后来做出的改变：

将米饭换成藜麦饭，加入大量蔬菜类配菜。

每小时设置“起身提醒”，做原地开合跳或拉伸 3 min；每周安排两次中低强度慢跑或室内快走 40 min。

每晚泡脚 10 min，并进行腹式呼吸训练 3 min。

早起一杯温水、一根香蕉，帮助激活肠道反射。

一段时间后，他的腿部浮肿明显缓解，精神状态明显好转。

小结

这两个案例告诉我们，减脂的路上，有时你并不缺少努力，而是“清运通道”早已堵塞。便秘、浮肿、疲倦、不明原因的状态波动，很可能不是“做得不对”，而是“身体代谢废物出不去”。

真正的“变轻”，不是只靠减少摄入量或增加训练，而是让清运系统恢复流畅，把不需要的代谢废物顺利送走。

你并不需要“清空”身体，而是需要允许身体每天都能“正常清扫”。让身体回归自清的本能，才是轻盈可持续的真正前提。

04 现实指南：让身体通畅起来，从这 4 个生活方式调整开始

“排空”不是目标，“通畅”才是关键。我们不需要“去毒”，而是要恢复身体原本就具备的“清理力”。就像城市的清洁系统，只要垃圾不堆积、车道不堵塞、运输高效，城市自然干净清爽。同样地，身体的“清运通道”只要保持顺畅，不仅更容易瘦下来，也能拥有轻盈有力的状态感。

清食的特殊食谱

之前学过的减脂餐能让你的体重得到控制，却不一定让你变“轻盈”。以下几种特殊食物组合能真正帮助身体完成“清运任务”。

（1）增加膳食纤维摄入。尤其是水溶性膳食纤维（如燕麦、苹果、秋葵、魔芋、洋葱），能帮助软化粪便，减少肠道残留，还可作为益生菌的“食物”，促进肠道菌群稳定。

（2）优选“清蛋白”。鱼类、豆制品、蛋白粉、鸡胸肉等易消化蛋白可协助肝脏修复

和排出中间代谢产物，避免红肉、加工肉类摄入过多。

（3）配比抗氧化与护肝食材。绿叶蔬菜、葡萄籽、蓝莓、胡萝卜、橄榄油、亚麻籽油等富含抗氧化物，有助清除自由基，减轻肝脏负担。

（4）减少“堵通道”食物。高糖、高盐、高油食物，深加工零食，反复加热油脂，人工香精、香料等都会在肝脏、肠道中加重解毒负担，甚至干扰酶类运作。

规律排便机制：比“通便”更重要的是“规律性”

若排便不通畅，堆积的就不仅是食物残渣，还可能是胆汁代谢产物、炎症因子和死去的细胞组织。以下方式帮你构建更健康的习惯：

（1）养成“固定时间排便”习惯。最佳时间是早餐后 30 min 内。即使无便意，也要养成“坐厕信号”，帮助建立反射机制。

（2）早起一杯温水 + 轻拉伸。温水激活肠道反射，轻度拉伸可刺激迷走神经，调动肠蠕动。

（3）多走路，不久坐。每天至少累计快步走 30 min，避免久坐。走路是最自然的肠道推进器。

（4）勿滥用泻药与“排毒茶”。这些产品大多通过强制刺激肠道神经实现短期通便，但可能破坏肠道黏膜和正常排便节律。

激活淋巴循环：动起来，清理才动得开

淋巴系统主要依赖肌肉收缩、体位变化、呼吸节律推动淋巴流动。久坐、缺乏运动、姿势固定会造成“液体回流阻塞”，出现水肿、酸胀、免疫力低下等问题。长久保持固定姿势后，做一些放松小动作和深呼吸练习有助于恢复淋巴系统正常循环，睡前用热水泡脚 10 min 后，用滚轴或指关节从踝向膝缓慢刮腿来辅助下肢液体回流。

保护肝功能节律：修复比“清肝”更重要

肝脏没有“清洗口”，更没有“一键排毒”。你需要做的是减轻其负担，帮助它按照自然节奏运行。

减少夜间加班与熬夜

肝脏主要的解毒活动集中在夜间 23:00 至凌晨 3:00，频繁打乱作息将严重影响代谢酶活性。

每日定时定量饮水

肝脏代谢产物需借助水分排出，饮水时注意分时小口，避免一次大量灌水。

定期停用非必要保健品 / 止痛药

药物需经肝脏代谢，应避免多种药物长期叠加使用，尤其含激素类、解热镇痛类药物。

05 理念转变：真正的"清理"不是清空，而是通畅

在减脂的路上，我们总在寻找"燃得更快"的方法，却很少关注"清得更顺"的路径。许多流行概念试图用"排毒""清空肠胃"等标签制造焦虑，让人以为身体每天都需要被"洗一洗、排一排"。

但事实上，身体从未停止清理的脚步。

肝脏每时每刻都在分解代谢废物，肠道在有序运输与排出，淋巴系统在静默流动中清除细胞垃圾。这些生理功能并不需要被"强化"，只需要被理解、被配合、被少打扰。

真正值得关注的不是"毒素是否排出去"，而是"清运系统是否被妨碍"。

我们的问题往往不是"堆太多"，而是"堵太久"——作息紊乱、饮食过精、情绪积压、运动缺失……这些看似不起眼的习惯，才是让身体逐渐"卡住"的主因。

所以，这一计不是告诉你去“排毒”，而是邀请你建立起身体清运节律的感知力与配合力：

吃得干净，不代表吃得少，而是吃得顺肠道。

动得轻盈，不代表高强度，而是促进流动。

睡得踏实，不代表时间长，而是配合肝脏修复。

你不必为了轻盈而折腾身体，只需要每天给它一点点修复与呼吸的空间。轻盈，从不是突然实现的“转变”，而是一天天让身体“通了、顺了、动了”的结果。

打卡手账

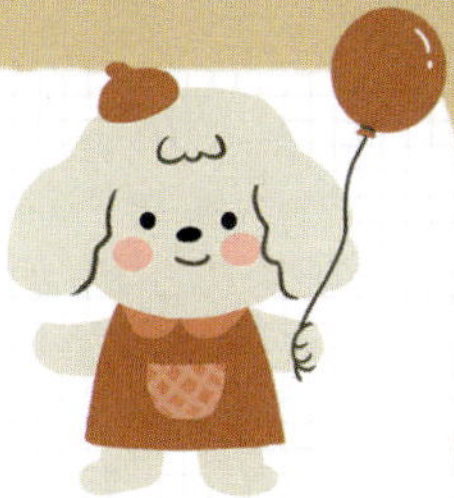

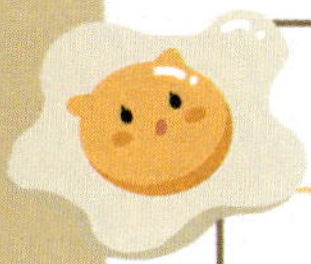

第二十三计

精神能量计

——不靠咖啡，也能找回日间元气

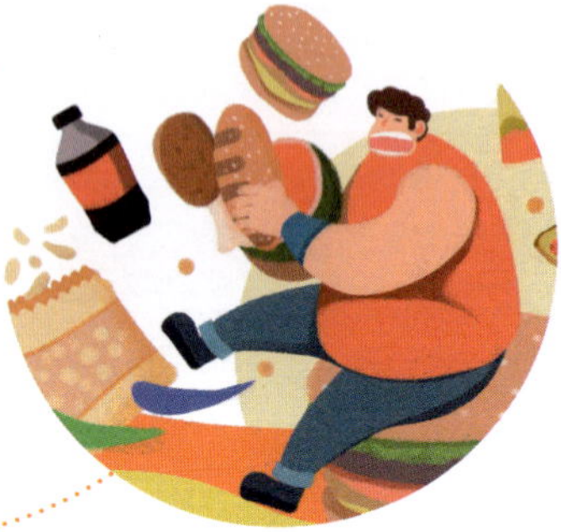

01 引子：摆脱“假疲惫”，有节奏地重启清醒系统

你真的累了吗，还是“假疲惫”？

每天早上，拖着疲惫的身体醒来。

上午 10:00，明明才工作 2 h，却已昏昏欲睡。

午饭过后，“脑袋如灌铅”，专注力飘忽。

到了晚上，反而精神亢奋，不愿睡、不想睡、舍不得睡……这一整天，你的身体仿佛活在“低电量模式”，只能靠咖啡提神、靠意志力硬撑。

这听起来是不是很熟悉？

越来越多的职场人正被一种“说不清道不明的疲惫感”困住了。睡够了，却没精神；吃饱了，却提不起劲；事情没做多少，却总觉得累。这并非体力透支，也不是病了，而是陷入了一种被现代生活悄然绑架的状态：精神代谢力失调。

研究发现，影响我们白天清醒状态与精力表现的，并不只是前一晚的睡眠时长，而是更复杂的“生理清醒节律”系统。它由多种因素共同组成，包括晨起激活的神经通路、昼夜节律系统、血糖稳定性、神经递质平衡、光照暴露程度、饮水状态、身体活动频率……一旦这些环节出现“节奏错乱”，你的清醒力就像没调好频道的收音机，时强时弱、噪声不断。

问题是大多数人没有意识到影响自己清醒力的“底层逻辑”，于是开始求助于外力：早上靠咖啡提神，午后靠甜食刺激，晚上靠情绪发泄。当清醒力不断被透支，而修复力却跟不上时，你就进入了一种“看似醒着、其实很疲惫”的假清醒状态。

这不仅影响你的代谢效率，也让你更难坚持规律的生活方式。一个连精神都提不起来的人，又怎么可能有余力去做其他的事呢？

所以这一计，我们不谈减脂公式，不谈节食策略，也不谈训练计划，而是回到一个最基础也最容易被忽视的问题上：如何恢复白天真正的“精神能量”状态，让你不靠咖啡也能自然运转、轻盈高效？

答案不是更努力，而是更有节奏地启动你自己的清醒系统。

02 科学辨识：时刻清醒的背后机制

现代人常有一个错觉：累了，就说明自己太懒了、不够勤奋或者“年纪大了”。于是他们开始喝咖啡、熬夜、拼命工作，结果是越强撑，越疲惫。事实上，我们白天的清醒状态不仅取决于“睡了多久”，更取决于身体是否进入了高效的精神节奏运转模式。

你可能“醒着”，但你的身体并没有真正“启动”。这就是下面要讲的精神能量的“启动逻辑”与节奏性运转。

假疲惫的本质：神经系统没有“开机”

所谓“假疲惫”，并非指真正的能量枯竭，而是你的大脑没有进入清醒节奏。它通常由以下几个机制主导。

- 神经递质紊乱：你不是累，而是“激活信号”太少。

白天大脑的清醒依赖于多种神经递质：多巴胺负责激励、专注；去甲肾上腺素用于唤醒反应，增强警觉；乙酰胆碱主要维持认知活性。

如果你早上醒来，光照不足、水分未补充、身体未活动，这些神经递质的分泌水平将处于“低启动力”状态，导致你感觉“醒不了神”。你并非没有能量，而是“启动通路堵塞”。

• 激素节律错乱：白天精神涣散，晚上却“假兴奋”。

清醒与疲劳的节律背后是激素分泌的时间性错位：皮质醇、褪黑素与胰岛素是主要因素。皮质醇在清晨自然升高，是“生理闹钟”；若晚起错过峰值，全天可能处于低动能状态；如果你白天缺少日光暴露，节律紊乱，就会在白天过多生成褪黑素而造成嗜睡；胰岛素在摄入高升糖指数早餐（如精白面包、甜奶茶）后迅速上升，随后下降，造成能量骤跌感。

换句话说，你不是天生没精神，而是“代谢节奏表”走偏了。

清醒节律的三个“能量节点”，你踩准了吗?

一天的清醒状态，主要分为三个关键节点。如果你能顺利启动这些节点，就能大大改善白天的“精力感”。

• 节点一：晨起 90 min 内，决定你“开机”快不快。

对应激素高峰：皮质醇、去甲肾上腺素。

常见问题：延迟起床，起床后不见日光，起床即刷手机。

表现：激素释放延迟，全天精神状态“慢半拍”。

• 节点二：14:00—16:00，最容易“掉电”的时间段。

原因：餐后血糖下降 + 生理性轻倦 + 交感神经阶段性下降。

表现：注意力下降，眩晕感，易怒，效率降低。

• 节点三：18:00—20:00，决定你“越夜越精神”还是自然放松。

原因：若傍晚刺激性输入过多（灯光强、运动强度高、持续脑力输入），会使褪黑素分泌延后，影响夜间入睡。

表现：晚上精神反弹，越晚越清醒，夜间情绪不稳。

咖啡提神是“透支”而非“解决”，你用对了吗？

咖啡是职场人清醒力的“依赖品”。它的确能在短期内提升警觉度，但若使用不当，往往形成“假清醒—失眠—更困”的恶性循环。

• 咖啡的作用机制：

阻断腺苷受体→抑制困倦感。

促进肾上腺素释放→短时提高心率、血压、精神力。

但当咖啡的作用结束后，腺苷水平会迅速反弹，造成“补偿性更困”。

• 误用表现：

上午起床就摄入：可能错过皮质醇自然唤醒曲线。

下午 2:00 后摄入：影响夜间释放褪黑素。

频繁摄入：形成耐受，效果下降。

小结

日间清醒力不靠硬撑，也不靠过分刺激，而要靠你是否踩准了身体的能量节拍。

它像一首分段奏响的交响乐，晨起启动，午后调整，傍晚降速，每一个“音符”都对应着你的代谢状态。

唯有顺应节律，稳住血糖，保持水分，适当活动，你的精神力才会真正“自带电”。

03 生活案例：数字本无情，焦虑出自人心

案例一

小王在一家设计公司担任项目主管，每天闹钟响三遍才能起床。为了能在9:00前“清醒”，他早已养成了一到办公室就喝下一大杯冰美式咖啡的习惯。

起初，这种方法似乎管用，他总能在10:00前短暂进入清醒状态。但到11:00左右，他就开始感觉到疲惫、烦躁、注意力下降。

他怀疑自己睡眠不足，于是提前上床睡觉，使用褪黑素助眠，甚

至换了更好的床垫，但白天的“起不来劲”依旧如影随形。直到他接受公司提供的健康咨询服务后，才发现他的问题并不是睡不够，而是晨间激活流程完全缺失。

在医生建议下，他开始尝试：

起床后第一时间拉开窗帘，接触自然光。

不再起床即刷手机，而是先喝一杯温水。

早餐不喝咖啡，而是选择一份富含蛋白质、复合碳水化合物的早餐（如鸡蛋 + 全麦吐司）。咖啡推迟至上午 10:00 摄入。

一周后，他的“上班启动时间”从 2 h 缩短到 30 min。他意识到真正让人清醒的不是咖啡，而是身体自己醒来的能力。

案例二

小陈是新媒体编辑，每天的工作几乎都围绕电脑展开。她经常觉得自己上午还能集中精力工作，可一到下午两三点，脑子就像被棉花堵住，写一句话都要酝酿很长时间。

她以为是午饭吃得太多，于是开始控制午餐摄入，但“不清醒时段”依旧存在。她甚至一度怀疑自己是否缺乏某种维生素或营养不良。

后来，她开始记录自己的日常节律和饮食内容，发现午饭后常常连续坐 3 h 不动，也几乎不喝水。在看到同事“午后走廊快走 5 min”

的提神做法后，她尝试跟着执行，并搭配：

饭后散步 8 min。

每隔 1 h 站起来并走到饮水区补水。

14:30 喝一杯加一片柠檬的温水。

结果令人惊喜。她发现只要动一动、喝点水、避免长时间屏幕直视，“不清醒状况”明显减轻。

她笑着说：“过去我用眼睛看着屏幕假装努力，现在我用身体启动真正的专注。”

小结

他们的故事是无数职场人的缩影。我们常常错误地将“醒着”视为“清醒”，将“熬着”视为“努力”。但真正决定我们具备活力的是身体和大脑处于节律合理、刺激适度、节能高效的清醒状态。

不是你的能力不够，而是你太久没有听见身体的节奏提示。

04 现实指南：不靠咖啡，也能找回清醒力的五步法

现代职场人面临的清醒力不足问题，并非源于意志力薄弱，而是生理节奏长期失调所致。咖啡、能量饮料、速效口香糖……或许能带来短暂的提神效果，但这类手段多属于刺激性输入，无法帮助身体构建自身的清醒能力，甚至可能加剧神经系统的疲劳。

如果你想建立一个真正高效、持久、无副作用的日间精神能量管理系统，可以尝试下面这套“非咖啡式五步清醒法”。

唤醒身体：清晨 90 min 内的启动仪式

你一天的精神状态，很大程度上取决于清晨的“启动动作”。

不要用“被动启动”（刷手机、赖床、喝冰水）拉开序幕，而应通过“顺应生理唤醒节律”的方式主动激活身体。

拉开窗帘，迎接自然光：日光会迅速抑制褪黑素、促进皮质醇分泌，帮助“神经系统开机”。

喝一杯温水（300 mL 左右）：补充夜间消耗的水分、激活肠道蠕动、提升心率、加快脑部供血。

5 min 动态热身动作：例如开合跳、俯身拉伸、体转运动；哪怕原地摆臂 60 s，都比完全静止更好。

特别提醒：早起不要立刻喝咖啡！

皮质醇在起床后 30 ~ 60 min 达到高峰，此时饮咖啡会“叠加刺激”，加重焦虑感，并削弱其后效力。建议将咖啡延后至 9:30—10:30。

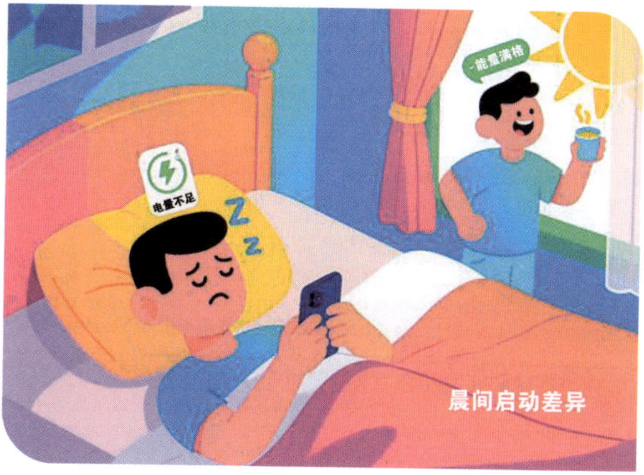

稳住血糖：吃对早餐才能撑起上午

血糖的波动是决定“上午状态感”的关键因素。

很多人一醒来就吃高糖早餐（如豆浆 + 油条、甜牛奶 + 面包），餐后 1 h 精力冲顶，随后急速滑落，迎来 10:00“脑雾期”。

早餐组合原则：

碳水化合物：选低 GI 值的食物（如全麦面包、燕麦片、藜麦饭）。

蛋白质：建议摄入 20 g 以上（鸡蛋、豆腐、牛奶、酸奶）。

优质脂肪：坚果或牛油果可稳定能量释放；少糖、控量、避免只吃水果。

节奏提醒：用“微节律”打断久坐沉睡

久坐是精神代谢力的“杀手”。即使你没有运动条件，只要每45～60 min完成一次微活动，也能大幅提升清醒感。

每小时1次微觉醒计划：

坐站交替：从椅子上站起30 s→坐下→再站起。

快走30步：可在办公室内原地走动。

点头+肩绕+眨眼练习：缓解视觉疲劳+脑供氧。

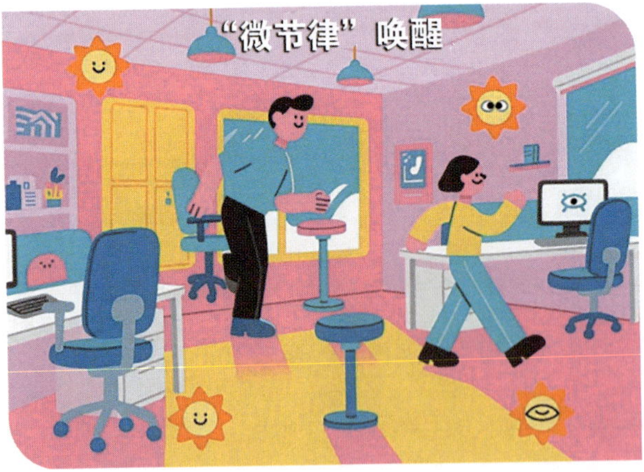

清醒锚点：抓住全天三次“节奏关键期”

把一天的节奏划分为“清醒主力时段”，分别放在10:00前、

14:00 前、18:00 前。在这三个时间段完成清醒“补能”，可以有效缓冲一天的神经波动。

三次清醒锚点设计法（表 25）。

表 25　清醒锚点操作建议及时段作用表

时间段	操作建议	作用
9:00—9:30	站立办公 + 伸展 + 深呼吸	替代咖啡启动
13:30—14:00	散步 + 饮水 + 柠檬水 / 香气刺激	阻断“脑雾”
17:30—18:00	放松练习 + 户外光照 + 低强度活动（慢步）	避免“夜间”睡不着

戒断过度刺激：从“咖啡依赖”过渡到“节律自养”

如果你已经习惯了“靠咖啡生活”，不要强行立刻停止，而是尝试“逐步脱敏法”（表 26）。

表 26　咖啡习惯替代建议及原理表

原咖啡习惯	替代建议	原理
上午大杯美式	温水 + 生姜片或花草茶	温和刺激 + 血管扩张
午后续命拿铁	无糖酸奶 + 可可粉或温柠檬水	稳糖 + 抗氧化
夜间提神饮品	全部取消，转为深呼吸 + 热敷 + 泡脚	降低交感系统兴奋程度

05 理念转变：真正的清醒，不靠硬撑，而靠节奏自养

在信息爆炸、节奏加速的现代社会，我们似乎早已习惯了用“硬撑”的方式度过每一天。早晨起不来，就靠咖啡灌醒自己；下午昏昏欲睡，就刷手机、吃零食提神；到了晚上，反而神经高涨，拖延入睡，再次陷入新一轮的困乏。

但我们必须正视一个事实：这些“补救型操作”，并没有真正让我们更清醒，反而让身体陷入了更深的代谢困局。

现代职场人的核心困境，不是源于惰性，而是深陷疲惫。这种疲惫并非体力透支后的生理倦怠，而是节律紊乱中，精神代谢失衡所致的深层耗竭。你不是不想早起，不是不想高效工作，不是不想规律生活——你只是没有把自己的“启动按钮”找回来。

清醒力，不是靠多喝一杯美式、硬逼自己撑过去就能维持的。它真正的来源：

晨光洒进眼帘的那一刻。

一杯温水滑过喉咙的清醒感。

一段身体轻动后心跳上扬的反馈。

一次深呼吸带来的大脑氧合与安定。

当你开始有意识地为身体创造“激活条件”、设计“节律锚点”、远离“刺激依赖”时，你就会发现：你不再需要借助外力，而是开始学会自己唤醒自己。

清醒是一种节奏，而非一种状态。它需要经营、调养、呵护、尊重。每一次你听见身体的节拍、顺着节律调整生活细节时，你就在重建自己的代谢秩序，也在拿回生活的掌控感。

从今日起，不必再借咖啡强撑每一个瞬间，不如顺应身体本有的节律，在自在中保持清醒，于安稳中拥获轻盈。

打卡手账

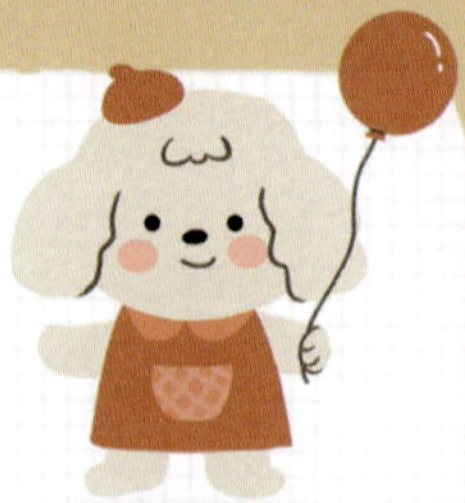

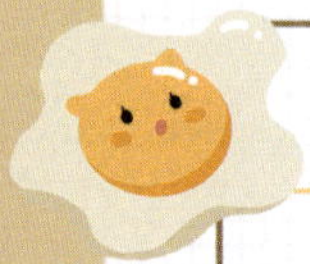

第二十四计

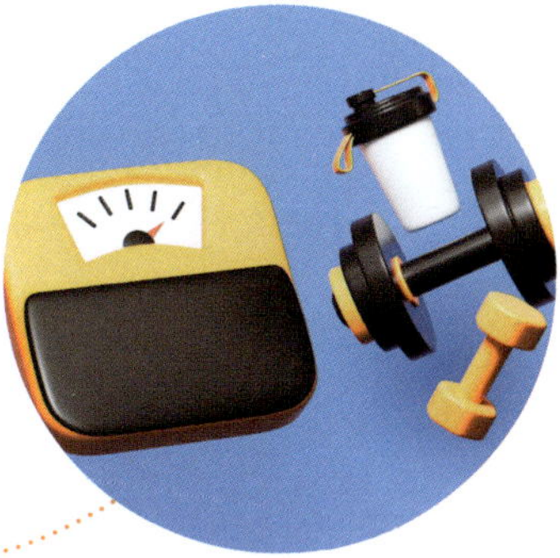

健康仪器计
——别被体脂秤骗了！

01 引子：健康仪器背后的“数字焦虑”

“昨天的体脂率怎么又升了？”

“今天睡眠分数才 67 分，我是不是休息得不好？”

如果你曾为这些数字所困扰，甚至因此开始怀疑自己的减脂计划已然失败，那么你并非孤身一人。

在数字工具高度普及的今天，越来越多的职场人将自己的健康状态“外包”给了各类仪器和智能设备。从体脂秤到智能手环、从卡路里 App 到睡眠监测器，仿佛每一项身体数据都能定义一个人的自律程度、健康水平，甚至自我价值。

然而，问题也悄然发生——当数据变成了每日焦虑的来源，当数字的起伏左右我们的情绪和行为时，我们是否真的理解这些仪器的含义及其适用边界？

一项针对职场人群的调研显示，多数人在使用体脂秤时，常会觉得屏幕上的数字波动难以预测；近一半人表示，他们会因一次“体脂回弹”而调整饮食计划，甚至中断锻炼安排。而在真正了解这些数字之前，很多人其实并不知道：

体脂秤的读数，可能因水分、时间、饮食等因素波动 ±2%。

智能手环对深睡、浅睡的划分，依据的是运动传感器和心率估算，而非医学级脑电波判定。

“基础代谢率”的计算，并非每台仪器都有科学建模基础，存在系统性误差。

我们当然鼓励你关注身体、记录变化、建立自我反馈系统，但前提是你得理解这些仪器所反馈的信息内容，以及其数据的准确性。

这一计，我们不谈饮食计划，不教你怎么练，而是教你如何理解这些“健康工具”，让它们成为你的辅助，而非主人；成为觉察的利器，而不是焦虑的诱因。

别让体脂秤“定义”你，别让手环分数“审判”你。真正的健康管理，是你要掌握主动权，去解读数据，而不是被数据牵着走。

在减脂的路上，健康仪器成为越来越多人的“标配”。体脂秤、智能手环、基础代谢评估器、睡眠监测仪……它们能测出脂肪比例、内脏脂肪等级、睡眠质量、运动消耗热量等关键数据，看似精准，但你是否想过：这些数字是如何得来的？是否真的准确？又应该如何解读？

让我们先从最常见的体脂秤说起。

02 科学辨识：看清体脂率、睡眠分数这些数字背后的科学真相

体脂秤的工作原理：你踩上去的，其实是“估算器”

市面上常见的体脂秤，其工作原理多基于生物电阻抗分析法，即人体不同组织（脂肪、肌肉、水分等）的导电性存在差异，当秤体底部电极向体内传导微电流时，仪器会通过电流的传导速度和阻力，间接估算体内的成分构成。

这种“估算”存在多个变量干扰。

（1）水分状态。脱水、进食、运动后体液分布改变都会影响电阻。

（2）电极位置差异。只有脚部电极的体脂秤通常只能估算下半身数据。

（3）算法模型差异。不同品牌依据的体形数据库、年龄校准系数不尽相同。

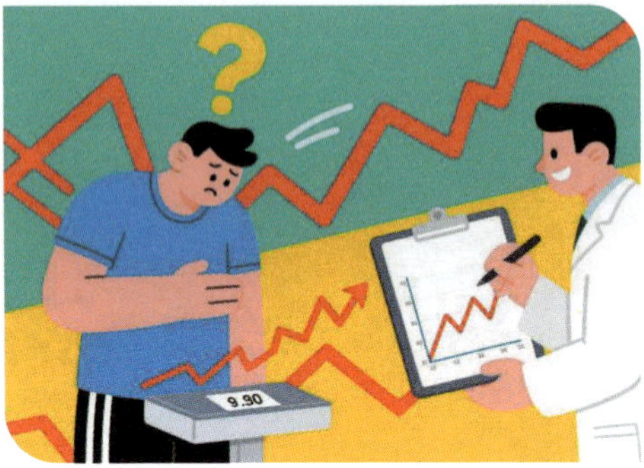

（4）使用时间不一致。早晚、饭前饭后、锻炼前后测试可能相差 2% ～ 4%。

换句话说，体脂率数字不是“绝对值”，更像是“趋势提示”。与其纠结今天比昨天多了 0.5%，不如看过去一个月是否呈现稳定下降趋势。

常见身体指标的意义、误解与对策

为了帮助你理解我们日常接触最多的几个数字，表 27 列出了常见身体指标解读对照表。

表 27　常见身体指标解读对照表

指标名称	含义	常见误区	建议解读方式
体脂率	身体脂肪占总体重的比例	数值变化即等于“变胖 / 变瘦”	重视长期趋势，忽略 ±1% 内短期波动
基础代谢率	维持生命所需最低能量消耗（静息状态）	直接等同于每日进食量的多少	与体形、年龄、肌肉量相关，参考即可
内脏脂肪等级	脂肪在腹腔器官周围积聚程度的推测	认为等级升高等于“脂肪肝”	结合腰围 /BMI 综合判断
骨骼肌量	全身肌肉中“有功能”的部分	过度追求数字上升	配合锻炼计划动态观察
水分率	身体含水比例	一天几次测值不同就担心“脱水”	饮水、运动、饮食影响大，重在波动规律

智能穿戴设备：不是“医生”，只是“信号接收器”

很多人佩戴智能手环，开始相信“睡眠评分”“深睡时间”“热量消耗”代表了身体状态。但这些数字是基于传感器估算模型的“推测值”，并非医学诊断。

睡眠监测：智能手环通过加速度计（判断是否翻身）、心率波动等指标，模拟判断睡眠深浅。但无法像专业睡眠监测那样监测脑电波。

能耗估计：通过基础代谢+步数推测运动消耗，并不考虑动作质量或强度差异。

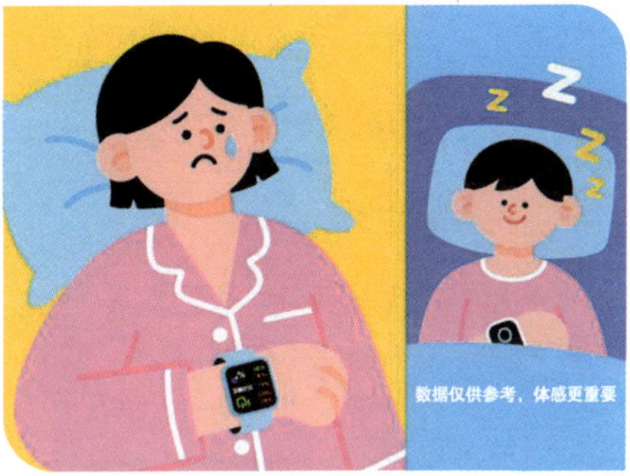

压力监测：部分品牌用心率变异性算法估计压力水平，但精度随品牌而异。

因此智能设备更像是一面“健康镜子”，而不是一份“健康证书”。它可以作为行为反馈工具，但不能用于判断疾病或个体差异性反应。

你测出来的数据真的“有问题”吗？

很多人在使用健康仪器后，会因为数字变化而产生以下认知误差：

“体重没降＝白练了”

“体脂率涨了＝饮食出错”

“基础代谢降了＝身体坏了”

“睡眠分数低＝昨晚没休息好”

但这类结论忽略了仪器误差、生理波动、行为背景共同影响因素。

以下几个场景，常常被误读为“失败信号”。

（1）运动当天体重上涨：短期肌糖原储备增加、水分潴留所致。

（2）节食后基础代谢率下降：系身体进入保护性能量调节（节能模式）。

（3）体脂率与体重同升：可能是激素波动或脱水状态恢复所致。

正确的仪器使用方式应遵循“标准时间＋标准条件＋长周期观察”三原则，我们会在实操指南中详细介绍。

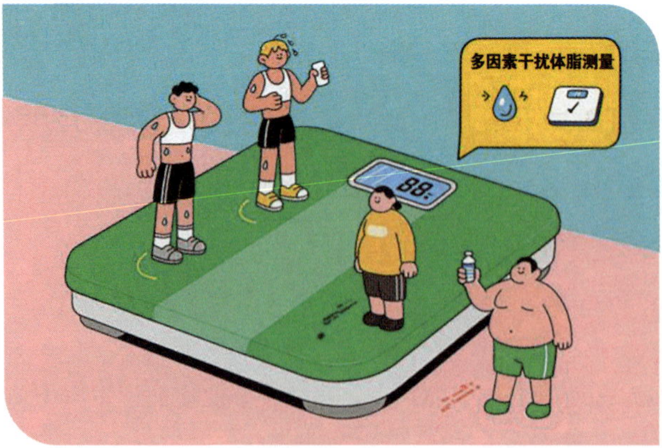

03 生活案例：被数字绑架的焦虑，终会在看清“工具本应服务于生活”后消散

案例一

小黄，34 岁，是一家科技公司的市场总监。外表得体，饮食克制，每周健身三次，是朋友圈公认的“自律女神”。可只有她自己知道，最近几个月，她的每一天几乎都在一串数字中“开始”和“结束”。

她每天早起第一件事不是洗漱，而是脱衣服、赤脚站在体脂秤上，紧盯着手机屏幕刷出的一行行指标：体重、体脂率、水分率、内脏脂肪等级……只要有一个数字“变大”，她整天情绪都会低落。

有一次，她的体脂率从 21.5% 跳到 23%，一整天她只吃了两片全麦面包和一个苹果，并临时取消了朋友聚餐。那天晚上，她回家后又称了一次，发现体脂率又降了 0.8%。她如释重负，却也陷入更深的疑惑：“我真的是在变胖，还是体脂秤在‘骗’我？”

营养师问她：“你用的是哪种体脂秤？每天几点测？前一天饮水多少？是否经期前？”她才意识到，自己从未考虑过这些变量。

后来她决定做一个测试：连续 7 天在同一时间、相同条件下称重，并记录饮食、运动、睡眠等数据。结果显示：每天的体脂率上下浮动

达 1.2%，而她的腰围、体重几乎无明显变化。那一刻她才明白，仪器是参考，不是评判；管理的是行为，不是数字本身。

她不再每天称体脂，而是每周称 2 次、每月记录一次趋势；她开始关注自己养成了哪些好习惯，而不是数字给了她什么评价。

案例二

小程，29 岁，是一家互联网公司的前端工程师。为了改善自己的生活节奏，他买了一个功能全面的智能手环，可以记录步数、心率、卡路里、压力水平和睡眠得分。

起初他很满意，每天早上醒来第一件事就是查看昨晚的“睡眠报告”。直到有一天，智能手环显示他的睡眠评分只有 65 分，深睡只有 80 min，他开始怀疑自己根本没休息好。那天他格外疲倦，还取消了原定的健身计划。

连续几天后，他发现自己每天醒来第一感受不是“我今天精神如何”，而是“我昨晚得了几分”。甚至有几次他明明感觉睡得不错，看到评分偏低就变得烦躁，一整天心情都受到影响。

一次聚餐中，他朋友调侃:“你是被你的智能手环‘洗脑’了吧。”他突然意识到，他不是在借助数据优化生活，而是被数据牵着情绪走了。

他开始做出调整：

睡前不再查看睡眠预估，而是第二天中午回顾整体状态。

睡眠数据只用于观察趋势，而不决定当天状态判断。

他每周做一次“体感打分”，写下真实的疲劳感和恢复情况，用来对照智能手环数据。

一个月后，他感觉自己的睡眠质量虽未“显著提高”，但内在焦虑感减少，白天精力更充沛。他说：“数据不该压着我们生活，而应该服务于我们。”

小结

这两个案例说明了一件事：健康数字不是问题，解读方式才是关键。

我们不反对使用仪器，它们确实能带来反馈、提醒、激励。但前提是你知道它们能做什么，不能做什么。

科学使用健康仪器的第一步，不是一味相信它的数字，而是选择相信你对自己身体的认知。

04 现实指南：如何用好健康仪器

在本节，我们不讲“扔掉体脂秤”，也不鼓励“完全靠感觉生活”。我们希望你能借助健康仪器，建立起科学、理性、可持续的身体反馈系统——用它来帮助你，而不是让它主导你。

选对仪器：不被外观、功能“忽悠”

如今，市面上的健康仪器琳琅满目，但并非所有设备都适合减脂管理，更不是价格越高就越准确。以下是一些常见设备的选择要点。

1. 体脂秤

原理优选：尽量选择四电极或八电极的体脂秤，相较于两电极秤（仅脚掌），能提供更完整的电流通路，测量相对更准确。

品牌认证：选购具备专业认证且公开算法依据的品牌。

避免“功能堆砌”陷阱：过多花哨指标（如“骨密度评分”“生理年龄”）往往缺乏科学支撑，反而干扰判断。

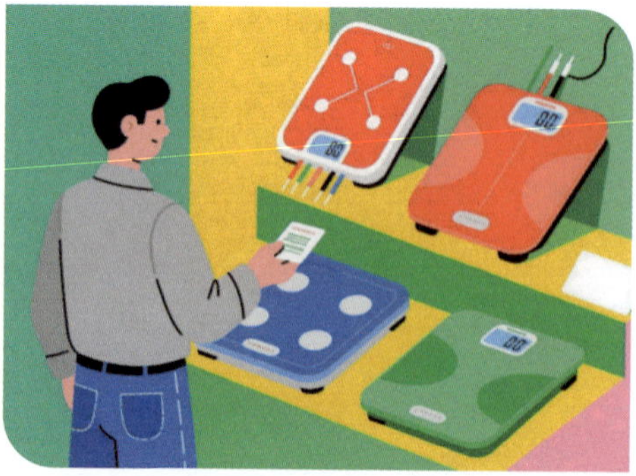

2. 智能手环 / 智能手表

传感器质量决定可靠性：优先选择搭载光电心率传感器、三轴加速度计、HRV 测量功能的设备。

数据导出功能建议优先：便于长期追踪与自我分析。

不建议依赖手环做医学判断：如判断是否“失眠”“压力过高”等，仅做趋势参考。

用对方法：规范测量、记录趋势

即便是同一个人，同一个仪器，在不同时间、状态下测出来的数据也可能天差地别。因此，建立标准化测量流程和追踪习惯，是提升数据可靠性的关键。

1. 体脂秤的正确使用方法（表 28）

表 28　体脂秤正确操作规范及建议说明表

操作规范	建议说明
测量时间	每天早起空腹、排尿后测量，保持相同时间测量
测量频率	每周 2 ～ 3 次即可，避免日测导致焦虑与误判
使用条件	赤脚、干燥足底、置于平坦硬质地板
避免误差来源	经期、剧烈运动后、大量饮水后不宜测体脂

2. 智能手环数据的合理读取

设定固定佩戴时间：避免佩戴时间太短或太松导致数据中断。

同步生活记录：记录运动、饮食、情绪波动等，有助于解释数据波动。

关注“趋势曲线”而非“单日数据”：例如睡眠评分低并非表示你昨晚没睡好，可能与你近期压力、饮食等有关。

你可以建立一个简单的“健康数据周报”，以周为单位统计平均体重、体脂率、睡眠时长、运动频次，与上一周对比，评估是否有正向变化。

读懂数据：从“被数字支配”到“解读数据行动化”

最常见的仪器使用错误，并不在于“用得不对”，而在于“看得不对”。

误区一：“体脂率高了，我是不是胖了？”

若仅一天波动 0.5% ～ 1%，不具有临床意义。

应该以月度平均值趋势为主，并配合腰围、臀围等体围数据来交叉印证。

误区二：“睡眠分数低，今天一定状态差！”

睡眠分数由心率、翻身、呼吸节律等推测，可能受梦境、环境噪声、心理压力等影响；若醒来后自我感受良好，则没有必要因为数字而否定自己的主观感觉。

睡眠质量应结合“早起清醒度”“午后疲劳感”“夜间清醒频率”等多维判断。

误区三：“热量消耗少，是不是运动没效果？”

热量估值大多基于动作幅度推算，不代表实际能耗。

肌肉训练、静力支撑类训练虽热量不高，但对代谢提升贡献大。

应该进一步关注训练心率区间、恢复时长、身体状态变化等多维数据。

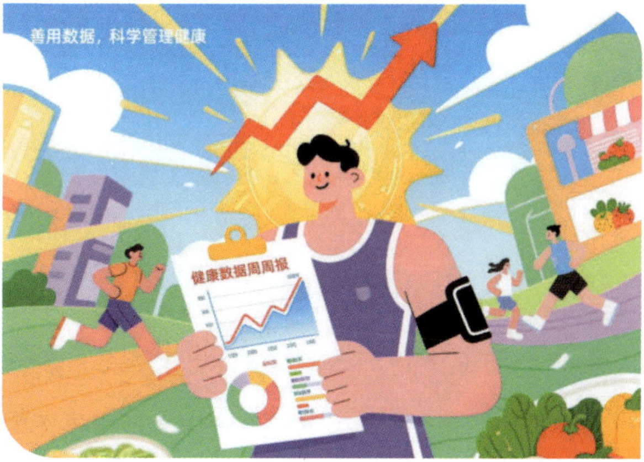

小结

健康仪器是时代赋予我们的一种便利，但也带来了新的挑战，如何在海量数据中保持清醒、科学地做出判断，而不是陷入数字焦虑。请记住以下三个关键。

（1）仪器是“指南针”，不是“成绩单”。

（2）数字是“提示器”，不是“判决书”。

（3）趋势比瞬时更重要，规律比完美更可靠。

真正成熟的自我健康管理，是既敢于“看数据”，又能“超越数据”。让仪器成为你生活中的“第三只眼”，但不要忘了，最清楚你身体状态的，永远是你自己。

05 理念转变：数字，是工具，不是标签

在数字化浪潮的推动下，我们获得了前所未有的便利：体脂秤告诉你今天的脂肪比例，智能手环推送昨晚的睡眠评分，健身 App 记录每一组动作和热量消耗。数据似乎让健康管理变得“量化”“清晰”“可控”，但也让不少人陷入新的困境：当数据好看时，我们兴奋、满足；当数据不好时，我们焦虑、自责；当数据模糊时，我们迷茫、失控。

问题不在数字本身，而在我们如何理解它、对待它、使用它。

我们必须重新定义数据在健康管理中的角色：它是参考，是镜子，是指南，但不是裁判、不是成绩单，更不是你的全部身体答案。

一个人的健康，从来不是仪器能决定的。体脂率不会定义你的自律，睡眠分数不会证明你的疲惫，卡路里数字更不是衡量努力的尺度。

你可以记录它、利用它、参考它，但不必依附它、被它操控、或为它焦虑。

健康仪器的真正价值，不是“告诉你结果”，而是“帮助你了解自己”，从而逐步建立一个更加理性、平和、科学、稳健的身体管理模式。

当你能用平常心看待每一个数据波动的时候，恰恰说明：你已经比昨天更健康了。

打卡手账